医疗机构医务人员三基训练习题集

重症医学科

东南大学出版社
南　京

图书在版编目(CIP)数据

医疗机构医务人员三基训练习题集. 重症医学科 / 邱海波主编. —南京:东南大学出版社,2017.9
 ISBN 978-7-5641-6434-8

Ⅰ.①医… Ⅱ.①邱… Ⅲ.①险症-诊疗-技术培养-习题集 Ⅳ.①R192-44 ②R459.7-44

中国版本图书馆 CIP 数据核字(2016)第 061825 号

医疗机构医务人员三基训练习题集——重症医学科

主　　编	邱海波
出 版 人	江建中
出版发行	东南大学出版社
	(江苏省南京市四牌楼 2 号东南大学校内　邮政编码 210096)
网　　址	http://www.seupress.com
印　　刷	兴化印刷有限责任公司
开　　本	710mm×1000mm　1/16
印　　张	11.75
字　　数	270 千字
版次印次	2017 年 9 月第 1 版　2017 年 9 月第 1 次印刷
印　　数	1—3000
书　　号	ISBN 978-7-5641-6434-8
定　　价	28.00 元

(﹡东大版图书若有印装质量问题,请直接与营销部联系,电话 025-83791830)

医疗机构医务人员三基训练习题集编委会

主任委员 王咏红

副主任委员 李少冬　黄祖瑚　张金宏

委　　员（以下按姓氏笔画顺序排列）

　　仇晓明　冯　星　朱春燕　许　斌
　　孙长春　汪晓东　陈小康　陈　志
　　陈德玉　邵　教　季国忠　周卫兵
　　赵国祥　胡宁彬　胡建伟　侯建全
　　俞伟男　俞　军　夏海鸣　徐开林
　　徐长江　高建林　高　鹏　唐金海
　　韩光曙　程崇高　滕皋军　霍孝蓉

医疗机构医务人员三基训练习题集
重症医学科
编写人员

主　　编　邱海波

副 主 编　曹　权　顾　勤　李维勤　吴允孚
　　　　　杨　毅　赵宏胜　郑瑞强

委　　员　（以汉语拼音为序）
　　　　　曹　权　董　亮　顾　勤　郭凤梅
　　　　　金　钧　金兆辰　李茂琴　李维勤
　　　　　刘　军　刘励军　刘　宁　罗　亮
　　　　　邱海波　孙立群　吴允孚　杨　毅
　　　　　张　琴　赵宏胜　赵文静　郑瑞强
　　　　　周　静　周苏明　左祥荣

前　　言

重症医学执业医师在临床实践中需不断接受继续医学教育，完成住院医师规范化培训、进行重症医学专业培训及重症医学资格认证等，这是提高重症医学专业能力的必由之路。《医疗机构医务人员三基训练指南——重症医学科》分册的出版，为我省重症医学科医师的专业化和规范化培训提供了一本科学、实用的参考书，通过"三基"训练不断提升重症医学的专业理论水平和技术操作能力。

《医疗机构医务人员三基训练习题集——重症医学科》与重症医学"三基"训练指南配套使用，命题原则是力求试题内容的科学性与专业性、试题答案的唯一性。试题的重点是既要评价医务人员对重症医学基础理论、基本知识和基本技能的掌握程度，又要考查在运用所给知识判断和恰当处理临床问题的能力。题型包括名词解释、单项选择题、多项选择题和问答题。本习题集的各章习题后附有标准答案，供习作时参考。

在江苏省卫生与计划生育委员会医政处和江苏省医院管理学会的领导下，与重症医学"三基"训练指南同步完成了本习题集的编写，对于参加本习题集校对的江苏省医学会重症医学分会青年委员及其他重症医学同道，在此一并表示诚挚的感谢。由于重症医学科"三基"训练习题集涉及的知识面广，编写时间仓促，书中难免有不足之处，期望读者给予批评、指正。

邱海波

2017 年 1 月

目 录

第一篇　重症医学概论 ·· 1

第二篇　基础理论与基本知识 ·· 12
　第一章　全身炎症反应与多器官功能障碍综合征 ················ 12
　第二章　重症感染 ·· 17
　第三章　重症呼吸 ·· 29
　第四章　重症循环 ·· 36
　第五章　重症消化 ·· 45
　第六章　重症肾脏 ·· 53
　第七章　重症神经 ·· 59
　第八章　心肺脑复苏 ··· 66
　第九章　多发性创伤 ··· 75
　第十章　重症出血和凝血障碍 ······································ 82
　第十一章　静脉血栓栓塞症 ··· 88
　第十二章　水、电解质与酸碱平衡 ································ 93
　第十三章　重症营养 ··· 100
　第十四章　重症镇痛镇静 ·· 106
　第十五章　重症内分泌与代谢 ······································ 112
　第十六章　重症免疫 ··· 117

第三篇　基本技能 ··· 123
　第一章　常规操作技术 ·· 123
　第二章　重症监测技术 ·· 134
　第三章　器官支持治疗技术 ··· 155
　第四章　床旁快速检测技术 ··· 173

第一篇　重症医学概论

一、名词解释

1. 重症监测
2. 滴定式治疗
3. 目标性治疗
4. 平均动脉压
5. APACHE Ⅱ
6. Glasgow 评分
7. SOFA 评分
8. 医疗无益
9. DNR 意向书
10. 预立指示
11. 决策代理人
12. 院内转运
13. 院际转运

二、单项选择题

1. 关于重症监测的目的,错误的是　　　　　　　　　　　　　　　　　　(　　)
   A. 及早发现高危因素　　　　　　B. 动态评价器官功能
   C. 指导疾病诊断和鉴别　　　　　D. 体现医疗技术先进
   E. 评价疾病严重程度

2. 人工袖带法测量血压时,袖带的正确位置是肘窝以上　　　　　　(　　)
   A. 2~3 cm 处　　　　　　　　　　B. 1~3 cm 处
   C. 3~6 cm 处　　　　　　　　　　D. 6~8 cm 处
   E. 肘窝处

3. 人工袖带法测量血压时,袖带的正确宽度应该是上臂周径的　　(　　)
   A. 1/2　　B. 1/3　　C. 3/4　　D. 2/3　　E. 3/5

4. 以下哪个因素不影响 SpO_2 监测准确性　　　　　　　　　　　　　　(　　)
   A. 贫血　　　　　　　　　　　　B. 休克
   C. 局部低体温　　　　　　　　　D. 低氧
   E. 异常血红蛋白

5. 体温昼夜可有波动,一般体温最高出现在　　　　　　　　　　　　(　　)
   A. 上午　　B. 中午　　C. 下午　　D. 晚上　　E. 凌晨

6. 体温过低指的是体温低于　　　　　　　　　　　　　　　　　　　　(　　)
   A. 34℃　　B. 35℃　　C. 36℃　　D. 37℃　　E. 33℃

7. 体温测量部位影响测量结果,温度间存在差异　　　　　　　　　　(　　)

A. 直肠温度＞口腔温度＞腋窝温度

B. 口腔温度＞直肠温度＞腋窝温度

C. 腋窝温度＞口腔温度＞直肠温度

D. 直肠温度＞腋窝温度＞口腔温度

E. 口腔温度＞腋窝温度＞直肠温度

8. 用于评定患者中枢神经系统功能状态的评分系统是　　　　（　　）

    A. APACHE Ⅱ   B. Ranson

    C. Ramsay   D. GCS

    E. SOFA

9. APACHE Ⅱ评分系统中,如果心率120次/分,评分值是　　　（　　）

    A. 0   B. 1   C. 2   D. 3   E. 4

10. 昏迷病人 GCS 评分应小于多少分　　　　　　　　　　（　　）

    A. 11   B. 10   C. 9   D. 8   E. 7

11. 关于格拉斯哥评分的说法,下列哪项是错误的　　　　　　（　　）

    A. 是根据病人睁眼、言语及运动对刺激的不同反应进行打分,然后将三种分相加

    B. 总分最低 3 分,最高 15 分

    C. 总分越低,表示意识障碍越差

    D. 总分越高,预后越好

    E. 总分在 7 分以下为昏迷

12. 用来判断急性胰腺炎的严重程度的评分系统是　　　　　　（　　）

    A. APACHE Ⅱ   B. Ranson

    C. Ramsay   D. GCS

    E. SOFA

13. 临床常用来评估镇静深度的评分系统是　　　　　　　　　（　　）

    A. APACHE Ⅱ   B. Ranson

    C. RASS   D. GCS

    E. SOFA

14. 与感染相关性器官功能衰竭的评分系统是下列哪项　　　　（　　）

    A. APACHE Ⅱ   B. MODS

    C. TISS   D. LODS

    E. SOFA

15. 医学伦理的原则根植于　　　　　　　　　　　　　　　　（　　）

    A. 宗教与哲学的传统   B. 医学原则

    C. 个人从医经历   D. 法律原则

E. 医疗行政管理部门的规章制度

16. 尽管争议不断,一般人们把下列其中一个原则作为伦理原则中最重要的原则 （　）

  A. 行善原则   B. 无害原则

  C. 自主原则   D. 公平原则

  E. 快乐原则

17. 第一顺位决策代理人是 （　）

  A. 配偶   B. 成年子女

  C. 父母   D. 成年亲属

  E. （外）祖父母

18. 医生没有伦理上的义务为患者实施他/她认为无益的生命支持治疗,但是他/她应该 （　）

  A. 告知患者为什么他们有这样的观点

  B. 如果患者要求,医生还是应该实施他/她认为无益的生命支持治疗

  C. 放弃其他相关治疗

  D. 撇开患者的想法,实施医生认为正确的治疗方案

  E. 求助于法律仲裁

19. "放弃复苏"意向书应该在下列时候书面讨论并填写 （　）

  A. 入院时

  B. 在患者疾病变得相当严重之前,或者在疾病进展至威胁生命之前

  C. 在签病危通知书时

  D. 在患者出现心跳呼吸骤停时

  E. 在住院的任何时间

20. 一旦放弃生命支持措施的决策被确定下来,应该 （　）

  A. 撤去一切治疗手段

  B. 撤除其他治疗,维持水和电解质的输入

  C. 提供舒适（安慰）与支持性为重点的治疗

  D. 可以撤除氧气

  E. 可以提供安乐死

21. 关于肢体约束,下列哪项是不正确的 （　）

  A. 肢体约束可能增加死亡

  B. 肢体约束可能增加伤害

  C. 肢体约束可能延长住院时间

  D. 重症医学科应该尽量避免肢体约束,尤其是对临终的患者

  E. 肢体约束由护士根据临床需要决定并实施

22. 理想的决策代理人不需要 ( )
    A. 愿意接受这些责任
    B. 愿意并能够承担患者的治疗费用
    C. 理解并接受患者的个人价值观点
    D. 实施这一责任没有严重的情感阻力
    E. 没有利益冲突

23. 医疗机构诉求法律裁定,要求更换决策者的情况不包括 ( )
    A. 对患者决策能力存疑
    B. 决策代理人不能或拒绝决策
    C. 医疗部门感到代理人的决定没有代表患者的最大利益
    D. 代理人的决策与患者的预立指示相违
    E. 决策代理人是患者书面指定的,但不是患者的亲属

24. 关于医患沟通,下列哪项说法是错误的 ( )
    A. 什么也不如良好及时的沟通令家属满意
    B. 在医患沟通时,让家属多说而不是医生多说
    C. 医患沟通主要是让患者或家属签几张同意书
    D. 重症医生应支持家属的临终决定,并向家属保证尽力让患者减少痛苦
    E. 不同医护人员对患者预后的说法不一致,使重症医学科的临终关怀复杂化

25. 患者,男性,37岁,因"突发上腹部疼痛不适3小时"入某医院治疗,诊断为急性胰腺炎,治疗后患者病情加重,家属要求转至省级医院治疗。关于是否转院,正确的说法是 ( )
    A. 由患者家属决定
    B. 由县医院医师决定
    C. 由省级医院医师决定是否转院
    D. 由转出医院主管医师和接收医院共同商议决定
    E. 家属同意后,两级医院医师共同商议决定,并且最终应由接收医院主管医师决定

26. 危重患者进行转运的先决条件是 ( )
    A. 诊断需要   B. 治疗需要
    C. 患者家属不信任,要求转院   D. 利益大于风险
    E. 改变环境,减少感染的机会

27. 危重患者转院时存在以下何种风险时不适合转运 ( )
    A. 患者痰液较多
    B. 患者需要应用升压药物维持血压

C. 患者需要呼吸机辅助通气
  D. 在现有条件下积极处理后血流动力学仍不稳定
  E. 腹主动脉瘤破裂,经积极处理后,血压不稳定
28. 重症患者的院外转运注意事项错误的是 (   )
  A. 不要突然改变患者的体位
  B. 提供生命支持系统,有充分的气源和电源
  C. 尽量减少转运环节
  D. 速度越快越好
  E. 必须提供患者充足的空间

三、多项选择题

1. 重症监测需要遵循的原则是 (   )
  A. 掌握适应证和禁忌证,明确治疗目的
  B. 合理选择无创及有创监测技术,评估可能的风险
  C. 早期监测并及时调整监测策略
  D. 准确解读监测参数,实现滴定式目标治疗
  E. 优先选择有创监测,帮助重症医生全面系统了解病情
2. 以下符合高钾血症心电图改变的是 (   )
  A. Q-T 间期缩短　　　　　　　　B. T 波低平或倒置
  C. T-u 融合或双峰　　　　　　　D. T 波高耸
  E. 基底部变窄
3. 人工袖带法测量的血压在以下情况下不可靠 (   )
  A. 患者躁动、痉挛、抽搐　　　　B. 血压低于 90/60 mmHg
  C. 心率<40 次/分或>200 次/分　　D. 主动脉夹层动脉瘤
  E. 闭塞性动脉炎
4. 以下有关 SpO_2 监测的说法错误的是 (   )
  A. 对于需要重复使用的传感器,每次使用后应清洁、消毒
  B. SpO_2 传感器建议与血压监测或动脉穿刺在同一侧肢体,易于观察
  C. 监测过程中至少每 4 小时改变一次佩戴部位,防止局部组织循环障碍
  D. 动脉血氧饱和度>70% 时,SpO_2 与动脉血氧饱和度的相关性良好
  E. 动脉血氧饱和度>90%~94% 时,SpO_2 对动脉血氧分压的变化较敏感
5. 下列哪些是 APACHE Ⅱ 评分系统中的项目 (   )
  A. 心率　　　　　　　　　　　　B. 氧合指数
  C. 胆红素　　　　　　　　　　　D. 肌酐
  E. 血钾

6. 用于特定器官功能障碍的评分系统的有 （   ）
   A. APACHE Ⅱ　　　　　　　　　B. Ranson
   C. TISS　　　　　　　　　　　　D. AKI 评分
   E. SOFA

7. 下列哪些是 MODS 评分系统中的评估项目 （   ）
   A. 血压　　　　　　　　　　　　B. 氧合指数
   C. 胆红素　　　　　　　　　　　D. 肌酐
   E. 血小板

8. 医患关系从客体的角度划分分为 （   ）
   A. 医疗关系　　　　　　　　　　B. 经济关系
   C. 道德（伦理）关系　　　　　　D. 法律关系
   E. 自愿关系

9. 医患关系的表现形式有 （   ）
   A. 情感关系　　　　　　　　　　B. 契约关系
   C. 消费关系　　　　　　　　　　D. 经济利益关系
   E. 互助关系

10. 决策能力通常被定义为患者有以下能力 （   ）
   A. 接受并理解相关信息　　　　　B. 对信息做出适当反应
   C. 与治疗者沟通决定和意愿　　　D. 能对治疗方案提出想法
   E. 有经济承担力

11. 患者，女性，60 岁，因"发热、咳嗽伴呼吸费力 2 天"入院，诊断为重症肺炎，在 ICU 内经呼吸机辅助治疗近半个月，目前患者神志清楚，体温正常，呼吸参数较前下调。患者欲使用简易球囊加面罩转运至 CT 室行 CT 检查，途中操作不正确的是 （   ）
   A. 尽量多次吸痰以减少窒息可能
   B. 转运途中由护士全程护送
   C. 若发生心搏骤停需紧急返回 ICU 抢救治疗
   D. 转运途中不要突然改变患者体位
   E. SpO_2 监测对患者非常重要

12. 患者男性，76 岁，因肺部感染，感染性休克入院，1 小时前伴发上消化道出血，现家属要求转院，你认为患者转运的基本条件有 （   ）
   A. 无活动性出血后考虑转院
   B. 循环稳定或基本稳定
   C. 呼吸通畅，参数正常
   D. 输液通路通畅

E. 因胃管放置可加重肺部感染,不必放置胃管

四、问答题

1. 简述重症监测的目的。
2. 简述重症监测应该遵循的基本原则。
3. 简述动脉血压监测主要包括哪些内容?
4. 哪些因素会影响 SpO_2 监测的准确性?
5. 试述导致发热的常见原因。
6. APACHE Ⅱ 评分的临床意义有哪些?
7. TISS 评分系统的作用是什么?
8. 医疗行为中的四条伦理原则是什么?
9. 做出放弃/终止治疗决定的一般程序是什么?
10. 危重患者进行院内转运,转运前的准备工作有哪些?

参 考 答 案

一、名词解释

1. 重症监测: 重症监测是应用先进的监测技术,对重症或高危患者实施及时、准确、连续、动态的监测,并依据监测周密评估患者危重程度及器官功能状态,及时制定或调整治疗方案,并评价疾病或治疗策略进程中器官之间的相互影响,从而为重症患者提供周密、有效、规范的生命支持手段,提高重症患者抢救成功率。

2. 滴定式治疗: 是以某一个或一组监测指标为目标,根据连续动态的监测,不断调整治疗剂量与速度,并评估治疗反应性,以期获得最佳疗效。

3. 目标性治疗: 是以循证医学为依据设定达到最佳疗效的一组或一系列临床或生理指标为目标的治疗措施。

4. 平均动脉压: 是心动周期的平均血压波形曲线求微积分获得,MAP = $\int P\, dt/\Delta t$,或 MAP =(收缩压 + 2×舒张压)/3,或 MAP = 舒张压 + 脉压/3。

5. APACHE Ⅱ (acute physiology and chronic health evaluation Ⅱ):急性生理与慢性健康评分,其包括急性生理评分、年龄评分、慢性健康评分,作为重症患者病情评估和预后的预测系统,目前使用最为普遍。其分值越高,表示病情越重,预后越差,病死率越高。

6. Glasgow 评分: Glasgow(Glasgow coma scale,GCS)昏迷评分法,是一

个评定患者中枢神经系统功能状态的工具,包括睁眼、语言及运动反应,三者相加表示意识障碍程度:正常为15分,表示意识清醒;8分以下为昏迷;最低3分,分数越低表明意识障碍越严重。

7. SOFA评分:SOFA(sequential organ failure assessment)是全身性感染相关性器官功能衰竭评分系统,也被称之为序贯器官功能衰竭评分,此评分强调早期、动态监测,既体现了器官和系统功能衰竭的病理生理过程和程度,同时也是对感染疾病特异性的多器官功能障碍综合征进行评估。

8. 医疗无益:如果一种治疗方法经过论证或经验提示该方法很可能不会导致有意义的生存,则被判定为"医疗无益"。

9. DNR意向书:住院患者如果出现心跳呼吸停止,心肺复苏术(CPR)应自动启动,在一些情况下,患者或其合法代理人有可能希望放弃心肺复苏术,在这种情况下填写的"放弃复苏"(DNR)意向文件,即DNR意向书。

10. 预立指示:为了支持患者自主这一基本伦理原则,相应法律的执行使得患者能够在其不能行使决策权的时候,其意志也可以得到贯彻执行——也就是说,患者预先给予医生或医疗团队指示他/她想做什么,不想做什么。

11. 决策代理人:当患者的决策能力削弱或丧失时,代理决策程序的人。一般是患者书面指示中预定的人员或法定具有监护责任的家庭成员。

12. 院内转院:院内转运是指在同一医疗单位不同医疗区域之间的转运。包括转运前和接收单位的联络,转运前的准备,转运途中监测和生命支持等方面内容。

13. 院际转运:是指在不同医疗单位之间进行的转运,是根据转运时间最短原则和在转运过程中可能需要的监测以及治疗措施决定转运模式和小组成员的一种转运方式。

二、单项选择题

1. D   2. C   3. A   4. D   5. C   6. C   7. A   8. D   9. C
10. D   11. E   12. B   13. C   14. E   15. A   16. C   17. A   18. A
19. B   20. C   21. E   22. B   23. E   24. C   25. E   26. D   27. D
28. D

三、多项选择题

1. ABCD   2. ADE   3. ACDE   4. BE   5. ADE
6. BD   7. BCDE   8. ABCD   9. ABC   10. ABC
11. ABC   12. ABCD

四、问答题

1. 简述重症监测的目的。
（1）及早发现高危因素。
（2）评价疾病严重程度。
（3）动态评价器官功能。
（4）指导疾病诊断和鉴别。
（5）滴定式和目标性治疗。
（6）评价疗效和判断预后。

2. 简述重症监测应该遵循的基本原则。
（1）掌握监测技术的适应证和禁忌证,明确治疗目的。
（2）合理选择无创及有创监测技术。
（3）尽早监测并及时调整。
（4）准确解读监测参数及信息。
（5）基本监测与重点监测结合。

3. 简述动脉血压监测主要包括哪些内容?
（1）收缩压:收缩压主要代表心肌收缩力和心输出量,用以维持器官灌注,成人正常值为<140 mmHg（随年龄而变化）,一般当收缩压<90 mmHg 为低血压,<70 mmHg 时器官灌注明显减少,<50 mmHg 时易发生心搏骤停。
（2）舒张压:舒张压主要维持冠脉血流。
（3）脉压:脉压＝收缩压－舒张压,成人正常值为 30～40 mmHg。
（4）平均动脉压:平均动脉压是心动周期的平均血压,波形曲线求微积分获得,MAP=$\int P \, dt/\Delta t$,或 MAP=（收缩压＋2×舒张压）/3,或 MAP=舒张压＋脉压/3。

4. 哪些因素会影响 SpO_2 监测的准确性?
（1）外部因素:监测传感器部分脱落;周围环境亮度过高或监测传感器与皮肤的黏合度;患者躁动、不易配合、监测部位的过度移动。
（2）监测局部循环血流:局部低温、低血压、使用缩血管药物,局部组织灌注不良。
（3）局部皮肤因素:皮肤色素的沉着,黑色素沉着,皮肤黄染,染甲或灰指甲。
（4）血液因素:异常血红蛋白（如碳氧血红蛋白）;血液内有色物质（如甲基蓝）;血液中存在脂肪悬液（如脂肪乳或异丙酚输注）;贫血。

5. 试述导致发热的常见原因。

发热是由于致热源的作用,使体温调定点上移而引起调节性体温升高(超过0.5℃)称为发热。一般体温超过37.3℃称为发热。引起发热的病因众多,可分为感染性和非感染性两大类。感染性发热是由机体受细菌、病毒及真菌感染,病原体的代谢产物或毒素作用于白细胞,释放出致热源导致。非感染性发热的原因包括肿瘤、血液病、变态反应性疾病、结缔组织病、产热与散热异常及体温调节中枢障碍等。对于发热患者应积极寻找病因,控制导致发热的致热因素,同时应积极予以降温处理,以减少患者氧耗和能量代谢。

6. APACHE Ⅱ 评分的临床意义有哪些?

APACHE Ⅱ 用于评价病情严重程度,预测疾病预后;动态评分可评价治疗措施的效果;评估病情,有利于制订治疗方案;用评分选择手术时机;可用于医疗质量和医疗费用的控制评价;科研或学术交流,控制对照组间的病情可比性。

7. TISS 评分系统的作用是什么?

TISS 评分系统由 Cullen 于 1974 年建立,用于对重症患者进行分类,根据患者所需要采取的监测、诊断、治疗及护理措施的多少,以及每项干预措施的重要性进行评分,以确定医疗护理的劳动强度,以便安排临床工作。

8. 医疗行为中的四条伦理原则是什么?

第一个是行善原则,第二个无害原则,第三个自主原则,第四个原则是公平原则。

9. 做出放弃/终止治疗决定的一般程序是什么?

(1) 医生应对患者的诊断、生理和功能性的状态以及其他并存疾病状态有清楚的认识与理解。

(2) 医生应就放弃/终止生命支持治疗的决策取得医疗团队的一致意见。

(3) 争取具有完全法律能力的患者的知情同意,如果患者不具备完全法律能力,则必须接触患者的决策代理人。尽管患者或决策代理人对最后的决定负责,邀请包括家属、患者推荐的人选或患者的初级保健医生在内的人选参与决策的过程是明智的做法。

(4) 如果决策不能及时做出,而生命支持措施又紧急需要,医生可以考虑进行生命支持措施的试验性治疗,同时进行重新评估。如果缺乏肯定的决定,生命支持措施应当启用或继续。

10. 危重患者进行院内转运,转运前的准备工作有哪些?

转运前准备包括以下内容:

(1) 护送人员:一般 2 名,其中一名必须是具备重症医学护理资格的护士,转运生命体征不稳定的患者,应有具备气道管理技能和高级生命支持技术等重症治疗经验的医师负责。

(2) 随行设备：血压计，脉氧仪，心电监护仪，或者具备上述监测项目的监护仪，气道管理器材（气管插管、便携式气道吸引装置），如有必要，应携带简易呼吸机，供氧设备应保证全程供氧，如有血管活性药物，需要带供电装置的微量泵，必要时配备除颤仪。

(3) 随行药品：必备肾上腺素和抗心律失常药物，携带足够的液体和静脉应用药物，根据病情、血压决定是否携带毒麻药品及其他急救药品。

(4) 制订应急预案，包括心搏骤停、严重心律失常、窒息等应急处理方案。

(5) 书写交接的内容，包括病情和治疗计划等。

第二篇 基础理论与基本知识

第一章 全身炎症反应与多器官功能障碍综合征

一、名词解释

1. MODS
2. 炎症
3. 炎症反应
4. SIRS
5. 炎症介质

二、单项选择题

1. 以下哪项不是炎症介质的生物学作用　　　　　　　　　　　　　　　　（　　）
   A. 收缩血管　　　　　　　　　　B. 增加血管壁通透性
   C. 趋化作用　　　　　　　　　　D. 引起疼痛
   E. 导致组织损伤
2. 以下哪项不是细胞因子的生物学效应特征　　　　　　　　　　　　　　（　　）
   A. 多效性　　　　　　　　　　　B. 重叠性
   C. 拮抗性　　　　　　　　　　　D. 时效性
   E. 协同性
3. 下列哪项符合 SIRS 诊断标准　　　　　　　　　　　　　　　　　　　（　　）
   A. 体温>38℃或<35℃　　　　　B. 心率>100 次/分
   C. 呼吸频率>20 次/分
   D. 动脉血二氧化碳分压($PaCO_2$)<35 mmHg
   E. 外周血白细胞计数>$10×10^9$/L 或<$4×10^9$/L 或幼稚杆状核白细胞>10%
4. 感染性休克早期液体复苏的正确目标为　　　　　　　　　　　　　　　（　　）
   A. CVP 8～10 mmHg　　　　　　B. MAP≥65 mmHg
   C. 尿量≥1 ml/(kg·h)　　　　　　D. $ScvO_2$≥65%
   E. SvO_2≥65%
5. 下列哪项不是诊断 SIRS 的指标　　　　　　　　　　　　　　　　　　（　　）
   A. 体温　　　　　　　　　　　　B. 心率

    C. 呼吸频率   D. 血压

    E. 血白细胞

6. 下列哪个不是生物性因子 （　　）

    A. 细菌   B. 病毒

    C. 真菌立克次体   D. 紫外线

    E. 支原体

7. 下列哪个是炎症介质 （　　）

    A. 组胺   B. 白细胞介素

    C. 集落刺激因子   D. 干扰素

    E. 趋化因子家族

8. 多器官功能障碍综合征最常见的病因是下列哪一项 （　　）

    A. 营养不良   B. 严重创伤和感染

    C. 输液过多   D. 免疫力低下

    E. 吸氧浓度过高

9. 多器官功能障碍综合征是指 （　　）

    A. 一种新的难治的临床综合征

    B. 发生于大手术和严重创伤的综合征

    C. 多发性创伤同时损伤了多个器官而引起的疾病

    D. 急性危重疾病后短时间内不止一个系统或器官发生功能障碍的综合征

    E. 一个器官衰竭导致另一些器官相继衰竭

三、多项选择题

1. 下列哪几项不是诊断 SIRS 的指标 （　　）

    A. 体温   B. 心率

    C. 呼吸频率   D. 血压

    E. 动脉血氧分压(PaO_2)

2. 下列 MODS 诊断标准错误的是 （　　）

    A. 循环系统:收缩压低于 90 mmHg 持续 2 小时以上,或需药物支持才能使循环稳定

    B. 呼吸系统:急性起病,氧合指数(PaO_2/FiO_2)≤300 mmHg

    C. 中枢神经系统:格拉斯哥昏迷评分<10 分

    D. 肾脏:血肌酐>2 mg/dl 伴有少尿或多尿,或需要血液净化治疗

    E. 血液系统:血小板<$80×10^9$/L

3. 下列哪几项不符合 SIRS 诊断标准 （　　）

    A. 体温>38℃或<35℃   B. 心率>100 次/分

C. 呼吸频率＞20 次/分

D. 动脉血二氧化碳分压（PaCO$_2$）＜35 mmHg

E. 外周血白细胞计数＞10×10^9/L 或＜4×10^9/L 或幼稚杆状核白细胞
＞10%

4. 下列哪些为物理性因子　　　　　　　　　　　　　　（　　）

   A. 高温　　　　　　　　　　　B. 低温

   C. 放射性物质　　　　　　　　D. 支原体

   E. 机械损伤

5. 促炎介质包括　　　　　　　　　　　　　　　　　　（　　）

   A. IL-4　　　　　　　　　　　B. IL-1

   C. IL-6　　　　　　　　　　　D. IL-8

   E. IL-10

6. 多器官功能障碍综合征的特点有　　　　　　　　　　（　　）

   A. 发病急　　　　　　　　　　B. 发病缓

   C. 多复发　　　　　　　　　　D. 病死率高

   E. 青壮年多发

7. 单核吞噬细胞系统可产生哪些炎症介质　　　　　　　（　　）

   A. 氧自由基　　　　　　　　　B. 蛋白酶

   C. 前列腺素　　　　　　　　　D. 白介素-1

   E. 肾素

8. 抗炎介质包括　　　　　　　　　　　　　　　　　　（　　）

   A. IL-1　　　　　　　　　　　B. IL-4

   C. IL-10　　　　　　　　　　 D. IL-6

   E. IL-8

9. MODS 患者免疫功能全面抑制，表现为　　　　　　　（　　）

   A. C_{3a} 和 C_{5a} 水平升高　　B. 中性粒细胞的吞噬功能受抑制

   C. 外周血淋巴细胞数目减少　　D. B 细胞分泌抗体减少

   E. 红细胞减少

10. 下列哪些不是由中性粒细胞产生的　　　　　　　　　（　　）

    A. 血栓素和白三烯　　　　　　B. 氧自由基

    C. 白介素-1　　　　　　　　　D. 肿瘤坏死因子

    E. 促红细胞生成素

四、问答题

1. 简述常见的致炎因子。

2. 简述 SIRS 如何导致 MODS。
3. 简述 MODS 的临床特征。
4. 全身炎症反应综合征的诊断标准是什么?
5. 简述 MODS 的治疗原则。

参 考 答 案

一、名词解释

1. MODS:多器官功能障碍综合征(multiple organ dysfunction syndrome,MODS),当机体受到严重感染、创伤、烧伤等严重打击后,2个或2个以上器官同时或序贯发生功能障碍的临床综合征。

2. 炎症:指机体具有血管系统的活体组织对损伤因子所发生的防御反应。

3. 炎症反应:指机体组织受到外伤、出血或病原感染等刺激激发的生理反应。

4. SIRS:全身炎症反应综合征,指由感染或创伤等引起的持续全身炎症反应失控的临床表现。

5. 炎症介质:炎症过程中参与、介导炎症反应的化学因子即炎症介质。常见的炎症介质包括组胺、缓激肽、前列腺素等,可导致血管扩张、血管通透性增加、引起疼痛和组织损伤等。

二、单项选择题

1. A 2. D 3. C 4. B 5. D 6. D 7. A 8. B 9. D

三、多项选择题

1. DE   2. ABCE   3. ABDE   4. ABCE   5. BCD
6. AD   7. ABCD   8. BC   9. BCD   10. CDE

四、问答题

1. 简述常见的致炎因子。

(1) 生物性因子:包括细菌、病毒、真菌、立克次体、支原体、螺旋体和寄生虫等。

(2) 物理性因子:高温、低温、放射性物质、紫外线和机械损伤等。

(3) 化学性因子:强酸、强碱及松节油、芥子气等。

2. 简述 SIRS 如何导致 MODS。

SIRS 是 MODS 发病机制的基石,细菌/毒素和组织损伤所诱发的全身性炎症反应是导致多器官功能障碍的根本原因。当机体遭受感染或创伤打击后,细菌/毒素或组织损伤将激活机体巨噬细胞等炎症细胞,释放炎症介质。肿瘤坏死因子(TNF)是最早释放的炎症介质之一,可进一步刺激和激活巨噬细胞、粒细胞、淋巴细胞和内皮细胞,释放大量的炎症介质,形成炎症介质释放的瀑布样连锁反应。

3. 简述 MODS 的临床特征。
(1) 发生功能障碍的器官往往是直接损伤器官的远隔器官;
(2) 从原发损伤到发生器官功能障碍在时间上有一定的间隔;
(3) 高排低阻的高动力状态是循环系统的特征;
(4) 高氧输送和氧利用障碍及内脏器官缺血缺氧,使氧的供需矛盾尖锐;
(5) 持续高代谢状态和能源利用障碍。

4. 全身炎症反应综合征的诊断标准是什么?
指机体对各种感染和非感染性损伤的反应,符合以下两项或两项以上的标准即可诊断为 SIRS:(1) 体温高于 38℃或低于 36℃;(2) 心率>90 次/分;(3) 呼吸频率>20 次/分或 $PaCO_2$<32 mmHg;(4) 外周血白细胞计数>12×10^9/L 或<4×10^9/L 或未成熟细胞>10%。

5. 简述 MODS 的治疗原则。
MODS 的治疗应遵循以下原则:
(1) 积极控制原发病:控制原发疾病是 MODS 治疗的关键。对于存在严重感染的患者,必须积极引流感染灶和应用有效抗生素。若为创伤患者,则应积极清创,并预防感染的发生。当重症患者出现腹胀、不能进食或无石性胆囊炎时,应采用积极的措施,如导泻、灌肠等,以保持肠道通畅,恢复肠道屏障功能,避免肠源性感染。而对于休克患者,则应争分夺秒地进行休克复苏,尽可能地缩短休克时间,避免引起进一步的器官功能损害。
(2) 改善氧代谢和纠正组织缺氧:氧代谢障碍是 MODS 的特征之一,纠正组织缺氧是 MODS 重要的治疗目标。主要手段包括增加氧输送、降低氧需、改善组织细胞利用氧的能力等。
(3) 代谢支持与调理:MODS 患者处于高度应激状态,导致机体出现以高分解代谢为特征的代谢紊乱。机体高分解代谢和外源性营养利用障碍,可导致或进一步加重器官功能障碍。因此,在 MODS 早期,代谢支持和调理的目标应当是试图减轻营养底物不足,防止细胞代谢紊乱,支持器官、组织的结构功能;而在 MODS 的后期,代谢支持和调理的目标是进一步加速组织修复,促进患者康复。
(4) 免疫调节治疗:基于炎症反应失控是导致 MODS 的根本原因,抑制 SIRS 有可能阻断炎症反应发展。免疫调控治疗实际上是 MODS 病因治疗的重要方面。

第二章　重症感染

一、名词解释

1. 感染
2. 全身性感染
3. 呼吸机相关性肺炎
4. 导管相关性血流感染
5. 重症肺炎
6. 机会致病菌
7. 白细胞边集
8. 严重感染
9. 抗生素
10. 抗生素后效应

二、单项选择题

1. 人体组织接触病原微生物,仅属污染,并不都发生感染,感染是否发生,一般取决于下列哪些因素　　　　　　　　　　　　　　　　　　　　（　　）
   A. 人体的组织黏膜屏障是否完整
   B. 病原微生物的种类、数量
   C. 病原微生物的毒力
   D. 人体的免疫力
   E. 人体的抵抗力、病原微生物的种类、数量和毒力等各种因素的综合

2. 病原体的致病力包括以下几个方面,其中不正确的是　　　　　　（　　）
   A. 侵袭力　　B. 毒力　　C. 数量　　D. 种类　　E. 变异性

3. 有关炎症的基本变化的描述,不正确的是　　　　　　　　　　　（　　）
   A. 基本变化包括变质
   B. 基本变化包括渗出
   C. 在炎症的早期以增生为主,病变的后期以变质和渗出为主
   D. 基本变化包括增生
   E. 变质、渗出和增生是相互联系的,一般来说变质是损伤性过程,而渗出和增生是对损伤的防御性反应和修复过程

4. 炎症反应时诸多因素可以引起血管通透性增加,关于这些因素中不正确的是　　　　　　　　　　　　　　　　　　　　　　　　　　　　（　　）
   A. 内皮细胞的收缩和(或)穿胞作用增强
   B. 毛细管堵塞
   C. 炎症因子直接损伤内皮细胞

D. 白细胞介导的内皮损伤

E. 新生毛细血管的高通透性

5. 有关全身炎症反应综合征(SIRS)的诊断指标正确的是 （ ）

A. 体温高于 38.5℃ 或低于 36℃

B. 心率＞100 次/分

C. 呼吸频率＞20 次/分或 $PaCO_2$＜36 mmHg

D. 外周血白细胞计数＞10×10^9/L 或＜4×10^9/L 或未成熟细胞＞10%

E. 心率＞90 次/分

6. 以下抗菌药物中,是化学合成的抗生素是 （ ）

A. 氧氟沙星　　　　　　　　B. 氯霉素

C. 红霉素　　　　　　　　　D. 万古霉素

E. 克林霉素

7. 以下抗生素属于时间依赖性的是 （ ）

A. 氟喹诺酮类　　　　　　　B. 甲硝唑

C. 达托霉素　　　　　　　　D. 两性霉素 B

E. 万古霉素

8. 有关抗生素作用机理的描述,正确的是 （ ）

A. 干扰细胞壁的合成,对于支原体同样可以通过干扰细胞壁的作用,杀死支原体

B. 损伤细胞膜,某些抗生素的亲水端细胞内磷脂结合,亲脂性与细胞膜的蛋白质部分结合导致细菌细胞膜裂开,细胞内成分外漏,细菌死亡

C. 影响蛋白质的合成,抗生素可以和细菌的溶酶体结合,进而导致细菌蛋白质合成受阻

D. 抑制核酸的合成,抗生素可通过影响细菌核酸的合成发挥抗菌作用

E. β-内酰胺类抗生素可与细胞壁上的青霉素结合蛋白共价结合,从而抑制肽聚糖合成所需的转肽酶反应,使细菌无法形成坚韧的细胞壁导致细菌的死亡

9. 细菌与抗生素短暂接触,当药物清除后,细菌生长仍然受到持续抑制的效应称 （ ）

A. 时间依赖性　　　　　　　B. 停药反应

C. 抗菌后效应　　　　　　　D. 副作用

E. 浓度依赖性

10. 关于宿主的免疫性的叙述,哪一项是不正确的 （ ）

A. 屏障结构:包括皮肤和黏膜、血脑屏障、胎盘屏障等

B. 非特异性免疫作用范围较广,应答迅速,但无特异性,个体出生时不

存在

C. 正常组织和体液中存在补体、溶菌酶、防御素等多种抗菌物质,常配合其他杀菌因素而发挥作用

D. 细胞免疫的相应细胞为细胞毒性 T 细胞和 CD_4^+ Th_1 细胞。在抗感染免疫中,尤其是抗细胞内寄生菌、病毒、真菌感染中发挥重要作用

E. 抗体通过抑制致病菌黏附、调理吞噬作用

11. 下列哪种细胞不产生细胞源性炎症介质 ( )

　　A. 白细胞　　　　　　　　B. 淋巴细胞

　　C. 红细胞　　　　　　　　D. 肥大细胞

　　E. 血小板

12. 患者,男性,60 岁,因"中上腹部疼痛 3 小时"入院,拟诊胆道感染,感染性休克,早期 6 小时内液体复苏的目标错误的是 ( )

　　A. 中心静脉压达到 8~12 mmHg　　B. 平均动脉压≥65 mmHg

　　C. 尿量≥0.5 ml/(kg·h)　　　　　　D. 中心静脉氧饱和度≥65%

　　E. 混合静脉氧饱和度≥65%

13. 患者,女性 55 岁,诊断为肺部感染、肺癌,应用头孢他啶治疗 10 天后咳嗽、咳痰好转,化疗 2 周后出现咳嗽加重,痰培养,多次检测到白色念珠菌,以下关于病情加重的说法中,错误的是 ( )

　　A. 医院获得性感染　　　　B. 内毒素致病

　　C. 条件致病菌致病　　　　D. 二重感染

　　E. 内源性感染

14. 感染性休克的病原菌多见于 ( )

　　A. 革兰阳性菌　　　　　　B. 革兰阴性菌

　　C. 病毒　　　　　　　　　D. 鲍曼不动杆菌

　　E. 铜绿假单胞菌

15. 下列关于感染性休克的"集束化治疗"的内容,错误的是 ( )

　　A. 早期血乳酸水平测定

　　B. 急诊 3 小时,ICU 内 2 小时内开始使用广谱抗生素

　　C. 1~2 小时内放置中心静脉导管

　　D. 6 小时内达到液体复苏指标

　　E. 积极控制血糖

16. 患者,女性,35 岁,因重症肺炎,感染性休克入住 ICU,值班医师给予积极早期液体复苏治疗,患者血压仍低,此时是否使用糖皮质激素,你认为下列说法中正确的是 ( )

　　A. 患者有低血压,不管液体复苏和血管活性药物是否有效,应尽早使用糖

皮质激素

B. 可行 ACTH 兴奋试验决定是否接受皮质醇治疗

C. 选地塞米松还是氢化可的松没有区别

D. 每日氢化可的松用量不大于 200 mg

E. 建议一周内停用皮质激素

17. 患者,男性,30 岁,一周前因"腹部外伤、化脓性腹膜炎"手术治疗,术后经抗生素及腹腔引流等治疗,仍有发热、腹痛、呕吐等症状,同时患者出现呼吸费力、神志恍惚、尿少等症状,腹腔引流液细菌培养阴性,体检腹部有肌紧张和反跳痛,此时诊断为   (   )
   A. 继发性颅内感染   B. 继发性肺部感染
   C. 第三类腹膜炎   D. 肠道感染
   E. 尿路感染

18. 为了预防呼吸机相关性肺炎,以下哪项措施最重要   (   )
   A. 预防性使用抗生素   B. 把患者放置在层流病房中
   C. 使用两个品种免疫球蛋白 D. 避免使用 H_2 受体阻滞剂
   E. 吸痰规范操作和严格气道管理

19. 患者,男性,48 岁,因"发热、腹痛 3 天"来院,入院测体温 39℃,血压 60/40 mmHg,血常规示白细胞升高,考虑感染性休克,立即予以补液、抗休克治疗,关于抗感染治疗,下列处理正确的是   (   )
   A. 入院后立即予以抗生素治疗
   B. 收住病房后常规微生物培养
   C. 为确定感染源和致病灶,应迅速采用诊断性检查以寻找感染灶
   D. 应早期选用广谱、强效的抗菌药物,疗程 7~10 天
   E. 如怀疑血源性感染行血培养,至少应抽血 2 次,每次 8 ml 以上

20. 关于抗真菌治疗,下列说法哪些是错误的   (   )
   A. 确诊真菌感染要尽早采用有针对性的目标治疗
   B. 临床发现真菌阳性结果,应立即开始针对性治疗
   C. 经验性治疗适用于拟诊 IFI
   D. 免疫抑制患者,体温低于 36℃,中性粒细胞 $<0.5×10^9/L$
   E. 抢先治疗适用于临床诊断 IFI

21. 患者,男性,60 岁,因急性重型胰腺炎住院治疗 1 个月,畏寒、寒战,右颈内静脉置管部位皮肤红肿、硬结。对明确诊断最有价值的检查是 (   )
   A. 导管半定量细菌培养
   B. 从中心静脉导管、外周静脉同时抽血送细菌定量培养
   C. 外周静脉细菌定量培养

D. 中心静脉细菌定量培养

E. 导管定量细菌培养

22—23题共用题干

患者,男性,40岁,一个月前因为风湿性主动脉瓣关闭不全行主动脉瓣置换术,术后30天出现发热,体温高达40℃,查体:心脏听诊主动脉瓣听诊区可闻及Ⅳ级舒张期杂音,脾肿大。

22. 此患者最可能的诊断是 （　　）

A. 肺部感染　　　　　　　　B. 原有风湿活动

C. 人工瓣膜感染性心内膜炎　　D. 术后吸收热

E. 败血症

23. 患者入院时 BP 75/50 mmHg,HR 125 次/分,R 35 次/分,血气分析示 pH 7.30,PaO_2 60 mmHg,BE～9.5 mmol/L。关于患者目前出现的感染,以下说法哪项是错误的 （　　）

A. 感染性休克　　　　　　　　B. 全身性感染

C. 二重感染　　　　　　　　D. 败血症

E. 显性感染

24—25题共用题干

患者,男性,30岁,因重症肺炎行机械通气2周,体温正常5天,最近又发热3天,体温38.5℃,查体:双下肺可闻及散在湿啰音,气道分泌物为黄色黏痰,右颈内静脉置管部位红肿、硬结。无脓液渗出。

24. 对明确诊断最有价值的检查是 （　　）

A. 从颈内静脉导管、外周静脉同时抽血送细菌培养

B. 气道分泌物培养　　　　C. 胸部CT

D. 痰涂片找抗酸杆菌　　　E. 放射性核素肺通气血流扫描

25. 如果导管定量细菌培养阳性（>10^3 cfu）,从导管培养出的细菌与外周培养的结果一致为MRSA,需加用哪种药物抗菌治疗 （　　）

A. 青霉素　　　　　　　　B. 头孢吡肟

C. 头孢唑林　　　　　　　D. 万古霉素

E. 氟康唑

26—27题共用题干

患者,男性,41岁,4天前不慎划破足部皮肤后出现高热、皮肤淤斑来院就诊,查体:体温39℃,血压110/70 mmHg,呼吸30次/分,心率107次/分,

双肺呼吸音粗,下肢皮肤散在淤点和淤斑,血常规示白细胞计数 $18\times10^9/L$,血培养示金黄色葡萄球菌。

26. 该患者临床表现中,符合 SIRS 中的几条　　　　　　　　(　　)

　　A. 三条　　　B. 两条　　　C. 四条　　　D. 一条　　　E. 五条

27. 治疗中患者病情进一步加重,血压 80/50 mmHg,考虑感染性休克。该患者的休克按血流动力学分属于　　　　　　　　　　　　　　(　　)

　　A. 低血容量休克　　　　　　B. 分布性休克

　　C. 心源性休克　　　　　　　D. 阻塞性休克

　　E. 以上均不对

28—30 题共用题干

　　患者,男性,60 岁,既往体健,胃癌术后 4 天,高热持续不退,咳嗽、咳黄脓痰,伴有右侧胸痛,血压偏低 80/50 mmHg,胸片示右下肺大片实变伴不规则透亮区。

28. 该患者考虑诊断为重症肺炎,其最可能的病原体是　　　　(　　)

　　A. 厌氧菌　　　　　　　　　B. 肺炎链球菌

　　C. 革兰阴性菌　　　　　　　D. 表皮葡萄球菌

　　E. 真菌

29. 为获得可靠病原学诊断,最理想的痰液标本来源是　　　　(　　)

　　A. 咳痰标本　　　　　　　　B. 咽拭子

　　C. 经纤维支气管镜吸取标本　D. 经气管吸取标本

　　E. 经纤维支气管镜应用防污染标本毛刷或防污染支气管肺泡灌洗标本

30. 如果患者痰液多,咳痰无力,低氧血症进行性加重并出现二氧化碳的潴留,其治疗措施应优先采取的是　　　　　　　　　　　　(　　)

　　A. 气管插管,改善引流和辅助通气

　　B. 经纤维支气管镜吸痰

　　C. 体位引流

　　D. 雾化吸入,改善气道湿化,以利于排痰

　　E. 高频通气

三、多项选择题

1—2 题共用题干

　　患者,男性,27 岁,无明显诱因下出现腹泻,查体:体温 39℃,血压 85/34 mmHg,白细胞计数 $22\times10^9/L$。

1. 该患者考虑全身性感染,全身性感染的临床诊断标准中,除以上提到的患者

的临床表现外,还包括 （　　）

A. 体温低于 36℃

B. 呼吸急促>30 次/分

C. 意识障碍

D. 高血糖(原无糖尿病,血糖>10 mmol/L)

E. 明显水肿或液体正平衡

2. 诊断全身性感染的炎症参数包括 （　　）

A. 白细胞计数>$12×10^9$/L

B. 白细胞计数正常,但伴有不成熟细胞>10%

C. 血浆 C 反应蛋白和降钙素原大于正常值两个标准差

D. 白细胞计数<$4×10^9$/L

E. 血乳酸>3 mmol/L

3—4 题共用题干

患者,男性,70 岁,有高血压病,因腹痛伴停止排便、排气 2 天入院,查体:急性病容,痛苦貌。体温 39℃,呼吸 30 次/分,心率 120 次/分,血压 100/60 mmHg,双肺呼吸音略粗,无啰音,腹肌紧张,有压痛、反跳痛,四肢活动好,无水肿,尿量少,3 小时 60 ml。

3. 针对该患者应行下列哪些检查 （　　）

A. 血常规

B. 腹部 CT

C. 腹腔穿刺

D. 血培养及有关的可采样标本培养

E. 肠镜检查

4. 在积极检查的同时应该做如下哪些工作 （　　）

A. 先选用万古霉素针对性抗感染治疗

B. 予以碳青霉烯类抗生素治疗

C. 积极做好外科剖腹探查的术前准备

D. 快速输入生理盐水和胶体溶液

E. 利尿治疗,防止心力衰竭

5—6 题共用题干

患者,女性,70 岁,近三个月未发生严重疾病,本次因重型药疹收住 ICU,患者有休克,开始药疹治疗效果不好,使用激素后症状有所缓解,近一周有发热,体温一直不退。股静脉置管已 2 周,血培养发现白色念珠菌,生化示白蛋白

28 g/L,经治医师认为是因为放置中心静脉导管而产生的念珠菌血症

5. 下列关于病情处理的叙述哪些不正确　　　　　　　　　　（　　）

　　A. 导致念珠菌血症的来源可通过临床症状准确预测

　　B. 该患者需要立即拔除深静脉导管,拔出后不再需要继续抗真菌治疗

　　C. 若培养出近平滑念珠菌,最有可能是因为污染所致

　　D. 补救治疗对于已经被感染的中心静脉导管而言,有很高的失败率

　　E. 可用氟康唑抗感染治疗

6. 该患者发生 CRBSI 的危险因素有哪些　　　　　　　　　　（　　）

　　A. 高龄　　　　　　　　　　　B. 应用激素

　　C. 营养不良　　　　　　　　　D. 大剂量抗生素的应用

　　E. 导管放置的位置

7—8 题共用题干

　　患者,男性,70 岁,因"活动后胸闷、气促 15 年,加重 1 个月"入院,外院诊断 COPD 急性加重,肺部感染,予以头孢哌酮—舒巴坦抗感染及解痉、化痰等治疗,病情无好转,入院前痰培养检查出"白假丝酵母菌,烟曲霉",胸部 CT 示双肺多发病变,转本院进一步治疗。

7. 有关抗真菌治疗,下列观点哪些是对的　　　　　　　　　　（　　）

　　A. 抗真菌治疗,首选氟康唑

　　B. 临床确诊真菌感染,立即予以抗真菌目标治疗

　　C. 临床拟诊真菌感染,予以经验性抗真菌治疗

　　D. 临床诊断真菌感染,需行抢先治疗

　　E. 根据痰培养结果,可确诊真菌感染,予以预防性抗真菌药物

8. 患者经初始抗真菌治疗后,仍有咳嗽、咳痰,肺部感染症状无明显改善,并出现转氨酶升高,下一步该如何处理　　　　　　　　　　（　　）

　　A. 如转氨酶轻度升高,继续用药,加用保肝药物

　　B. 立即停药,等肝功能好转后继续使用至足够疗程

　　C. 如肝功能损害明显,更换抗真菌药物,同时予以保肝治疗

　　D. 加强抗感染治疗

　　E. 联合抗真菌,观察疗效

9—11 题共用题干

　　患者,女性,60 岁,因"发热 3 天伴食欲减退 1 天"就诊,有糖尿病病史,间歇口服二甲双胍,血糖控制不佳。查体:血压 110/70 mmHg,心肺无特殊,左脚趾甲沟部破溃红肿,左小腿不红,血常规白细胞 25×10^9/L,中性粒细胞

为 92%。

9. 该患者的初步诊断应考虑 （　　）
   A. 左足趾坏疽　　　　　　　B. 感染性休克
   C. 左足趾局部感染—甲沟炎　　D. 2 型糖尿病
   E. 左小腿蜂窝织炎

10. 患者入院后,体温 39℃以上,血糖 16 mmol/L,该患者的治疗措施应包括
    （　　）
    A. 大剂量青霉素治疗　　　　B. 退热剂
    C. 左足趾切开引流　　　　　D. 激素治疗
    E. 胰岛素控制血糖

11. 患者经上述处理后 2 天体温仍高,进食少,自感乏力明显,呼吸深大,且血压和血小板计数下降,血肌酐上升,尿量减少,此时患者可能合并有
    （　　）
    A. DIC　　　　　　　　　　B. 糖尿病酮症酸中毒
    C. 感染性休克　　　　　　　D. 多器官功能不全
    E. 肝功能不全

四、问答题

1. 抗生素的作用机理是什么?
2. 在什么情况下条件致病菌可以致病?
3. SIRS 的发病机制是什么?
4. 感染性休克 6 小时复苏目标是什么?
5. CRBSI 的确诊条件是什么?
6. 复杂性腹腔感染的综合性治疗措施是什么?
7. 如何确诊侵袭性真菌感染?
8. 合理使用抗生素的基本原则是什么?

参 考 答 案

一、名词解释

1. 感染:感染是病原体和人体之间的相互作用的过程。指病原微生物、潜在病原微生物或其毒素侵入机体,引起机体组织局部或者全身炎症反应的过程。
2. 全身性感染:致病菌或其代谢产物向全身播散引起全身性症状的一种

感染类型,其实质是由感染引起的 SIRS。

3. 呼吸机相关性肺炎(VAP):是指在接受机械通气至少 48 小时以后发生的肺炎,主要是细菌性肺炎,撤机、拔管后 48 小时内出现的肺炎,仍属于 VAP。VAP 是医院内肺炎的一种特殊类型,是机械通气的主要并发症之一。

4. 导管相关性血流感染(CRBSI):是指留置血管内导管的患者出现菌血症,经外周静脉抽取血液培养至少一次结果阳性,同时伴有感染的临床表现,且除导管外无其他明确的血行感染源。

5. 重症肺炎:通常认为需要 ICU 治疗的肺炎即为重症肺炎,即出现呼吸衰竭需要机械通气,或出现循环不稳定需要循环支持,或出现其他器官功能损害,需要重症监护和治疗的肺炎。

6. 机会致病菌:有些细菌在正常情况下并不致病,当正常菌群与宿主的生态平衡失调等某些条件改变的特殊情况下可以致病,这类菌称为条件致病菌或机会致病菌。

7. 白细胞边集:炎症时随着血流速度的减慢,毛细血管后静脉中的白细胞离开血管的中心部,到达血管的边缘,称为白细胞边集。

8. 严重感染:指合并有器官功能障碍或组织低灌注的全身性感染。

9. 抗生素:是指对特异微生物有杀灭和抑制作用的微生物产物,相对分子质量较低,低浓度时就能发挥其生物活性,有天然和人工半合成两类,抗生素曾名"抗菌素"。

10. 抗生素后效应(PAE):是指抗生素作用于细菌一定时间停止接触后,其抑制细菌生长的作用仍可持续一段时间,此时间即为抗生素后效应。

二、单项选择题

1. E　2. D　3. C　4. B　5. E　6. A　7. E　8. D　9. C
10. B　11. C　12. D　13. B　14. C　15. B　16. D　17. C　18. E
19. C　20. B　21. B　22. C　23. C　24. A　25. D　26. C　27. B
28. C　29. E　30. A

三、多项选择题

1. ABCE　2. ABCD　3. ABCD　4. BCD　5. ABC
6. ABCE　7. BCD　8. ACD　9. CD　10. ABCE
11. BCD

四、问答题

1. 抗生素的作用机理是什么?

抗菌药物可以通过影响细菌细胞壁的合成,影响细胞膜的功能,影响细菌蛋白质的合成及影响核酸合成等多种机制发挥作用。

2. 在什么情况下条件致病菌可以致病?

① 正常菌群的寄居部位改变后;② 宿主免疫功能低下,应用大量皮质激素、肿瘤的化疗和放疗、严重创伤和感染等,均可造成患者免疫功能降低引起条件致病菌的感染;③ 菌群失调,在应用抗生素治疗感染性疾病的过程中,宿主某部位正常菌群中各菌种间的比例发生较大幅度变化,大多数正常菌群被抑制或杀灭,而原处于少数劣势的菌群或外来耐药菌趁机大量繁殖而引起感染,这种感染称为二重感染或者重叠感染。

3. SIRS 的发病机制是什么?

(1) 炎症细胞的活化与播散,感染后,炎症细胞被活化,活化后产生炎症介质和氧自由基,产生的炎症介质又可以进一步活化炎症细胞,引起炎症自我放大的级联反应和损伤。炎症细胞大量活化后,也可以播散到远隔部位如肺和肝等脏器引起损伤。

(2) 促炎介质的泛滥,活化的炎症细胞突破了炎症细胞产生炎症介质的自限作用,通过自我持续放大的级联反应,产生大量的促炎介质,如 TNF、IL-1、IL-2、IL-6、IL-8 等,这些促炎介质泛滥入血形成 SIRS 第二次打击的主要因子。

(3) 抗炎介质泛滥引起代偿性抗炎反应综合征(CARS),释放抗炎介质,如炎症加重,两种介质均可泛滥入血,导致 SIRS 与 CARS,当 SIRS 与 CARS 不能保持平衡时可造成机体器官损害及免疫混乱,构成了多器官功能衰竭和患者易感染的基础。

4. 感染性休克 6 小时复苏目标是什么?

① CVP 8～12 mmHg,机械通气者 12～15 mmHg;② 平均动脉压(MAP)≥65 mmHg;③ 尿量≥0.5 ml/(kg·h);④ ScvO$_2$≥70% 或 SvO$_2$≥65%,如果静脉血氧饱和度未达到目标,可以进一步行液体治疗或者必要时输注红细胞使 HCT≥30%;⑤ 对于血乳酸水平上升标志着组织低灌注的患者,应当使患者乳酸恢复正常水平。

5. CRBSI 的确诊条件是什么?

(1) 有一次导管半定量培养阳性(每导管节段≥15cfu)或定量导管培养阳性(每导管节段≥10^{2}cfu),同时至少一个经皮血培养和导管末端培养培养出同种微生物。

(2) 存在差异报警时间可以确诊,即导管血液培养阳性报警时间比静脉血培养培养阳性报警时间早 2 小时或以上时可以确诊 CRBSI。

(3) 外周血和导管出口部位脓液培养均为阳性,并为同一种微生物。

6. 复杂性腹腔感染的综合性治疗措施是什么？

（1）感染源的控制，尽早明确感染灶的位置，明确感染灶后，首选介入置管引流术。

（2）抗生素的合理应用，抗生素给予的时间，一旦拟诊腹腔感染，立刻开始抗生素治疗，早期给予经验性抗感染治疗可选用碳青霉烯类。

（3）液体复苏及脏器功能的支持。

（4）营养支持，对于腹腔感染的患者，应坚持肠内与肠外营养并重，优先考虑肠内营养，必要时给予肠外补充的原则，采用个体化的治疗方案，加强营养支持治疗。

（5）免疫功能的调节，严重感染患者，往往免疫力低下，考虑给予免疫增强剂及人血免疫球蛋白支持治疗。

（6）酸碱水电平衡，是体内细胞、器官得以正常代谢的基础，予以及时纠正失衡和维持在正常范围内。

7. 如何确诊侵袭性真菌感染？

有以下三种情况：① 深部组织感染，正常本应无菌的深部组织经活检或尸检证实有真菌侵入性感染的组织学证据；或除呼吸道、泌尿道、鼻窦外正常无菌的封闭体腔/器官中发现真菌感染的微生物学证据。② 真菌血症，血液真菌培养阳性，并排除污染，同时患者有相应致病菌感染的临床症状和体征。③ 导管相关性真菌血症，对于深静脉留置的导管行体外培养，当导管尖端（长度 5 cm）半定量培养菌落计数>15cfu 或定量培养菌落计数>10^2 cfu/ml，且与外周血培养为同一致病菌，并除外其他部位的感染即可确诊。

8. 合理使用抗生素的基本原则是什么？

（1）尽早确立病原学诊断。

（2）根据抗菌药的作用特点和在体内过程合理选择药物。

（3）根据患者的生理、病理、免疫状态合理用药。

（4）联合用药。

（5）根据药物的 PK/PD 参数给药。

（6）疗程，抗菌药物的疗程，因感染不同而异，一般用至体温正常，症状消失后 72~96 小时，但特殊情况下如感染性心内膜炎、骨髓炎、IFI 等情况需要较长的疗程。

第三章　重症呼吸

一、名词解释

1. 气道阻力
2. 肺顺应性
3. 低氧血症
4. 缺氧
5. 呼吸衰竭
6. ARDS
7. AECOPD
8. ECMO

二、单项选择题

1. 肺循环的特点描述错误的是　　　　　　　　　　　　　　　　（　）
   A. 肺循环途径短,血管口径粗　　B. 血管总横截面积大
   C. 血管舒张受胸腔内压的影响　　D. 肺循环的血流阻力大
   E. 肺循环的压力低

2. 氧和二氧化碳在血液中的运输特点为　　　　　　　　　　　　（　）
   A. 氧仅以物理溶解的形式存在于血液中
   B. 氧仅以化学结合的形式存在于血液中
   C. 二氧化碳仅以物理溶解的形式存在于血液中
   D. 二氧化碳仅以化学结合的形式存在于血液中
   E. 血红蛋白是运输氧的工具

3. 影响气道阻力的最主要因素是　　　　　　　　　　　　　　　（　）
   A. 气道的内径　　　　　　　　B. 气道的长度
   C. 气道的形态　　　　　　　　D. 气流速度和形式
   E. 气体特性

4. 下列哪项不符合重度支气管哮喘急性发作的特点　　　　　　　（　）
   A. 端坐呼吸　　　　　　　　　B. 脉率>120 次/分
   C. PaO_2<60 mmHg　　　　　D. $PaCO_2$<35 mmHg
   E. 大汗淋漓

5. 肺不张时导致低氧血症最主要的病理生理机制是　　　　　　　（　）
   A. 肺通气量减少　　　　　　　B. 肺内分流
   C. 死腔样通气　　　　　　　　D. 弥散障碍
   E. 呼吸肌功能障碍

6. ARDS 肺循环的特点为 （   ）
   A. 肺动脉扩张　　　　　　　　B. 肺血流减少
   C. 肺动脉压力降低　　　　　　D. 肺动脉嵌顿压升高
   E. 肺毛细血管通透性增加

7. ARDS 的特征性临床表现为 （   ）
   A. 急性呼吸窘迫　　　　　　　B. 高碳酸血症
   C. 低血压　　　　　　　　　　D. 无明显呼吸困难
   E. 发绀

8. 柏林标准，中度 ARDS 指 （   ）
   A. 100 mmHg<PO_2/FiO_2≤200 mmHg 且 PEEP≥5 cmH_2O
   B. 100 mmHg<PO_2/FiO_2≤200 mmHg 且 PEEP≥10 cmH_2O
   C. 200 mmHg<PO_2/FiO_2≤300 mmHg 且 PEEP≤5 cmH_2O
   D. 200 mmHg<PO_2/FiO_2≤300 mmHg 且 PEEP≥10 cmH_2O
   E. 100 mmHg<PO_2/FiO_2≤200 mmHg 且 PEEP≤10 cmH_2O

9. ARDS 机械通气的目标潮气量不高于 （   ）
   A. 4 ml/kg　　　　　　　　　　B. 6 ml/kg
   C. 8 ml/kg　　　　　　　　　　D. 10 ml/kg
   E. 12 ml/kg

10. ARDS 患者实施肺保护的气道平台压目标上限为 （   ）
    A. 25 cmH_2O　　　　　　　　B. 30 cmH_2O
    C. 35 cmH_2O　　　　　　　　D. 40 cmH_2O
    E. 45 cmH_2O

11. ARDS 患者应用肺保护性通气策略，Pplat 为 30 cmH_2O，仍存在顽固低氧血症，下列哪项措施不可以考虑 （   ）
    A. 高频通气　　　　　　　　　B. 俯卧位通气
    C. ECMO　　　　　　　　　　　D. 增加 VT
    E. 吸入 NO

12. 患者，男性，28 岁。2 周前右下肢开放性创伤，予清创包扎。3 天前高热，创伤处红肿就诊。血压 80/50 mmHg，X 线片肺实质未见明显病变。诊断"败血症、感染性休克"，经积极治疗血压仍不稳定，并出现气急，呼吸空气时 PaO_2 45 mmHg。该患者应用机械通气，为减少其对循环系统不利的影响，下列除哪一条外都是重要的 （   ）
    A. 补充足够血容量，必要时应用血管活性药物
    B. 避免吸气压力过高
    C. 允许可以接受的二氧化碳潴留

D. 血流动力学监测

E. 应用强心剂,如洋地黄制剂

三、多项选择题

1. 缺氧的类型包括　　　　　　　　　　　　　　　　　　　　（　）
   A. 低张性缺氧　　　　　　　　　B. 血液性缺氧
   C. 代谢性缺氧　　　　　　　　　D. 循环性缺氧
   E. 组织性缺氧

2. 以下哪些是引起 ARDS 的肺内源性因素　　　　　　　　　　（　）
   A. 化学因素,如吸入毒气　　　　B. 肺部放射性损伤
   C. 重症肺炎　　　　　　　　　　D. 严重休克
   E. 急性胰腺炎

3. ARDS 的治疗原则包括　　　　　　　　　　　　　　　　　　（　）
   A. 治疗原发病　　　　　　　　　B. 纠正缺氧
   C. 机械通气　　　　　　　　　　D. 应用大剂量激素控制炎症反应
   E. 限制性液体管理

4. AECOPD 无创通气的指征为　　　　　　　　　　　　　　　　（　）
   A. 呼吸困难,呼吸频率加快,25～30 次/分
   B. 血流动力学不稳定
   C. 7.25＜动脉血 pH＜7.35
   D. $PaCO_2$ 进行性升高伴严重的酸中毒(动脉血 pH≤7.20)
   E. 神志障碍(如昏睡、昏迷或谵妄)

5. 重症哮喘的常见病因包括　　　　　　　　　　　　　　　　　（　）
   A. 变应原或其他致喘因素持续存在
   B. 突然停用激素　　　　　　　　C. 长期吸烟
   D. 抗感染治疗不充分　　　　　　E. 应用激素

6. 重症哮喘的治疗原则为　　　　　　　　　　　　　　　　　　（　）
   A. 氧疗　　　　　　　　　　　　B. 脱水
   C. 解除支气管痉挛　　　　　　　D. 去除病因
   E. 纠正酸碱失衡

7. 限制性通气不足的其原因有　　　　　　　　　　　　　　　　（　）
   A. 呼吸肌活动障碍　　　　　　　B. 胸廓顺应性降低
   C. 肺顺应性降低
   D. 大量的胸腔积液或张力性气胸使肺扩张受限
   E. 气道狭窄

8. ARDS 病因中直接肺损伤因素主要包括 （　　）
  A. 严重肺部感染　　　　　　　　B. 误吸
  C. 肺挫伤　　　　　　　　　　　D. 急性重症胰腺炎
  E. 放射性肺损伤
9. 关于 ARDS 机械通气治疗的目标正确的有 （　　）
  A. 促进塌陷肺泡复张　　　　　　B. 改善通气/血流失调
  C. 纠正或改善顽固性低氧血症　　D. 控制肺损伤进一步发展
  E. 避免高碳酸血症
10. 泵衰竭常见原因包括 （　　）
  A. 呼吸肌疲劳或衰竭　　　　　　B. 胸廓和胸膜病变
  C. 神经肌接头病变　　　　　　　D. 运动神经病变
  E. 肺部感染

四、问答题

1. 按缺氧的原因和血氧变化特点，缺氧类型可分为几种？
2. 简述急性呼吸衰竭的治疗。
3. 简述重症哮喘的病因。
4. 简述 ARDS 的病理生理特征。
5. 简述 ARDS 低氧血症的六步治疗法。

参 考 答 案

一、名词解释

1. 气道阻力：指气体在气道内流动时气流内部、气流与呼吸道内壁产生摩擦所造成的阻力。

2. 肺顺应性：指吸气过程中单位压力改变所引起的肺容积的变化。反应肺扩张的难易程度，肺顺应性越高，肺可扩张性越好，肺顺应性越低，肺可扩张性越差。

3. 低氧血症：指动脉血氧分压低于 80 mmHg。

4. 缺氧：组织氧供不足或利用障碍均可导致机体产生相应的功能、代谢和形态改变，这一病理过程称为缺氧。

5. 呼吸衰竭：指肺通气和/或肺换气功能严重障碍，致动脉血氧分压（PaO_2）低于正常范围，伴或不伴有动脉血二氧化碳分压（$PaCO_2$）增高的病理过程。

6. ARDS：急性呼吸窘迫综合征，是发生于严重感染、休克、创伤及烧伤等疾病过程中，肺实质细胞损伤导致的以进行性低氧血症、呼吸窘迫为特征的临床综合征。

7. AECOPD：慢性阻塞性肺疾病急性发作，指在疾病过程中，短期内咳嗽、咳痰、气短和(或)喘息加重、痰液增多，呈脓性或黏液脓性，可伴发热的症状，并需改变COPD的基础日常用药。

8. ECMO：体外膜氧合（extracorporeal membrane oxygenation，ECMO）是通过体外循环全部或部分代替心肺功能，治疗严重心、肺功能衰竭、有逆转可能的重症患者。

二、单项选择题

1. D 2. E 3. A 4. D 5. B 6. E 7. A 8. A 9. B
10. B 11. D 12. E

三、多项选择题

1. ABDE 2. ABC 3. ABCE 4. AC 5. ABD
6. ACDE 7. ABCD 8. ABCE 9. ABCD 10. ABCD

四、问答题

1. 按缺氧的原因和血氧变化特点，缺氧类型可分为几种？

根据缺氧发生的原因和血氧变化特点，可以将缺氧分为四种类型，即低张性缺氧、血液性缺氧、循环性缺氧和组织性缺氧。

（1）低张性缺氧：是以动脉血氧分压降低为基本特征的缺氧。低张性缺氧时，动脉血氧分压降低，与血红蛋白结合的氧量减少，造成动脉血氧含量降低。

（2）血液性缺氧：是由于血红蛋白质或量的改变，以致血液携带氧的能力降低而引起的缺氧。血液性缺氧时，PaO_2及SaO_2正常，但因血红蛋白质或量的改变，造成动脉血氧含量降低。

（3）循环性缺氧：是指因组织血流量减少引起的组织氧供不足。循环性缺氧是由组织灌注减少引起的，动脉血氧分压和氧含量正常。

（4）组织性缺氧：是指在组织氧供正常的情况下，因细胞不能有效利用氧而导致的缺氧。由于缺氧的原因是组织利用氧障碍，动脉血氧分压和氧含量正常。

2. 简述急性呼吸衰竭的治疗。

急性呼吸衰竭的治疗原则为在保证气道通畅的前提下，尽快改善和纠正低氧血症、CO_2 潴留和代谢功能紊乱。具体措施如下：

（1）保证气道通畅：保持气道通畅，迅速清除气道分泌物，支气管痉挛时，给予支气管扩张剂。严重者，应迅速进行经鼻或经口气管插管。

（2）机械通气：气管插管后应尽早给予机械通气。

（3）氧气疗法：氧疗目的为使 SaO_2 至少保持在90%以上，同时又无氧中毒产生。

（4）注意纠正酸碱失衡和电解质紊乱。

（5）控制感染：根据本地区或本单位呼吸道感染细菌学分布情况、细菌耐药情况经验性选用抗生素治疗；应尽快通过呼吸道分泌物细菌学检查明确病原菌，根据其药敏情况选用有效抗生素。

（6）营养支持：每天需保证 1 500～3 000 kcal 的热量供给。

（7）治疗原发病和基础病。

3. 简述重症哮喘的病因。

目前已基本明确的重症哮喘的病因主要有：

（1）变应原或其他致喘因素持续存在；

（2）$β_2$ 受体激动剂应用不当和（或）抗感染治疗不充分；

（3）脱水、电解质紊乱和酸中毒；

（4）突然停用激素，引起"反跳现象"；

（5）有严重并发症或伴发症，如并发气胸、纵隔气肿或伴发心源性哮喘发作、肾衰竭、肺栓塞等均可使哮喘症状加重等。

4. 简述 ARDS 的病理生理特征。

（1）肺容积减少：ARDS 患者早期就有肺容积减少，以功能残气量减少最为明显。

（2）肺顺应性降低：肺顺应性降低是 ARDS 的重要特征之一，表现为需要较高的气道压力，才能达到所需潮气量。

（3）通气/血流比例失调：ARDS 患者严重的低氧血症主要与通气/血流比例失调有关，特别是与真性分流明显增加有关。

（4）肺循环改变：ARDS 肺循环的主要改变是肺毛细血管通透性明显增加。肺动脉高压伴肺动脉嵌顿压正常是 ARDS 肺循环的另一个特点。

5. 简述 ARDS 低氧血症的六步治疗法。

ARDS 低氧血症的六步治疗如下：

步骤 1：测量气道平台压力，如果 <30 cmH_2O，进入步骤 2a。如果 >30 cmH_2O，进入步骤 2b。

步骤 2a：实施肺复张和/或使用高 PEEP。

步骤 2b：实施俯卧位通气或高频振荡通气。

步骤 3：评价氧合改善效果、静态顺应性和死腔通气，如果改善明显则继续治疗；如果改善不明显，则进入下一步。

步骤 4：给予吸入 NO 治疗，如果几小时内没有反应，则进入下一步。

步骤 5：给予糖皮质激素治疗，个体化评价患者的风险与收益。

步骤 6：考虑实施体外生命支持（ECMO），入选者高压通气时间须小于 7 天。

每一步骤实施后，都应仔细评价氧合改善效果、静态顺应性和死腔通气。如果改善明显则继续治疗。如果改善不明显，则进入下一步。

第四章 重症循环

一、名词解释

1. 心输出量
2. 血流动力学
3. 氧输送
4. 快反应细胞
5. 有效不应期
6. 休克
7. 严重心律失常
8. 急性冠状动脉综合征

二、单项选择题

1. 一般情况下,左心室每搏功大于右心室每搏功,其主要原因　　　　　　( )
   A. 左心室每搏输出量高　　　　　　B. 左心室射血速度高
   C. 右心室舒张末期压力低　　　　　D. 肺动脉平均压低
   E. 左心室射血分数高

2. 关于血液黏滞度的说法不正确的是　　　　　　　　　　　　　　　　　( )
   A. 红细胞压积愈大,血液黏滞度愈高
   B. 在低温环境中血液流经体表部分时黏滞度会升高
   C. 血管直径越小,血液黏滞度也越大
   D. 随温度降低血液黏滞度会升高
   E. 血管直径越大,血液黏滞度也越小

3. 下列不属于急性冠状动脉综合征(ACS)的是　　　　　　　　　　　　　( )
   A. 稳定性心绞痛　　　　　　　　　B. 不稳定性心绞痛
   C. ST 段抬高性心肌梗死　　　　　 D. 非 ST 段抬高性心肌梗死
   E. 静息下心绞痛

4. 关于急性冠状动脉综合征(ACS)的治疗措施不正确的是　　　　　　　　( )
   A. 立即给予开放静脉通路,吸氧,并给予镇痛
   B. 在任何情况下介入治疗均是急性 ST 段抬高性心肌梗死急性期的首选治疗
   C. 急性非 ST 段抬高性 ACS 一般不主张进行溶栓治疗
   D. 所有患者只要无禁忌均应长期服用阿司匹林
   E. 有心衰、哮喘及传导阻滞者禁用 β 受体阻滞剂

5. 为保证其准确性,CVP 测量结果读取应该在　　　　　　　　　　　　　( )

A. 自主呼吸时 B. 控制通气时
C. 吸气末 D. 呼气末
E. 平静呼吸时

6. 属于 α_1 受体阻滞剂的降压药是 （   ）
   A. 卡托普利 B. 硝苯地平
   C. 维拉帕米 D. 阿替洛尔
   E. 哌唑嗪

7. 对脑血管具有较强扩张作用的钙拮抗剂是 （   ）
   A. 维拉帕米 B. 硝苯地平
   C. 尼莫地平 D. 地尔硫䓬
   E. 戈洛帕米

8. 患者,男,76 岁,高血压伴心绞痛、哮喘,出现肾功能不全时下列最佳降压药物是 （   ）
   A. 卡托普利 B. 普萘洛尔
   C. 美托洛尔 D. 哌唑嗪
   E. 硝苯地平

9. 合并双侧肾动脉狭窄的高血压患者降压不宜首选 （   ）
   A. 钙离子拮抗剂 B. 血管紧张素转换酶抑制剂
   C. 利尿剂 D. β 受体阻滞剂
   E. α 受体阻滞剂

10. 阵发性室上性心动过速的发生机制主要是 （   ）
    A. 折返激动 B. 单纯性传导障碍
    C. 早后除极 D. 晚后除极
    E. 自律性异常

11. 快反应细胞除极是由哪种离子产生 （   ）
    A. Na^+ 内流 B. K^+ 外流
    C. Ca^{2+} 内流 D. Na^+ 内流及 K^+ 外流
    E. K^+ 外流及 Ca^{2+} 内流

12. 慢反应细胞除极是由哪种离子产生 （   ）
    A. Na^+ 内流 B. K^+ 外流
    C. Ca^{2+} 内流 D. Na^+ 内流及 K^+ 外流
    E. K^+ 外流及 Ca^{2+} 内流

13. 心肌细胞 2 相平台期由哪些离子产生 （   ）
    A. Na^+ 内流 B. K^+ 外流
    C. Ca^{2+} 内流 D. Na^+ 内流及 K^+ 外流

E. Na^+ 内流、Ca^{2+} 内流及 K^+ 外流

14. 阵发性室上性心动过速不伴有心力衰竭者首选　　　　　（　　）
    A. 静脉注射维拉帕米　　　　　　B. 静滴利多卡因
    C. 直流电复律　　　　　　　　　D. 置入起搏器
    E. 射频消融术

15. 维拉帕米的主要作用机制是　　　　　　　　　　　　　（　　）
    A. 抑制 Na^+ 内流　　　　　　　B. 抑制 K^+ 外流
    C. 抑制 Ca^{2+} 内流　　　　　　D. 阻断 α 受体
    E. 阻断 β 受体

16. 治疗交感神经兴奋性过高、甲状腺功能亢进引起的窦性心动过速宜选用
    　　　　　　　　　　　　　　　　　　　　　　　　　（　　）
    A. 普鲁卡因胺　　　　　　　　　B. 利多卡因
    C. 普罗帕酮　　　　　　　　　　D. 普萘洛尔
    E. 维拉帕米

17. 休克微循环的"少灌少流"改变指的是　　　　　　　　（　　）
    A. 缺血性缺氧期　　　　　　　　B. 淤血性缺氧期
    C. 休克难治期　　　　　　　　　D. 休克终末期
    E. DIC 期

18. 作用于 $β_2$ 受体,用于治疗过敏性休克的血管活性药物是　（　　）
    A. 多巴胺　　　　　　　　　　　B. 多巴酚丁胺
    C. 肾上腺素　　　　　　　　　　D. 去甲肾上腺素
    E. 血管加压素

19. 突发突止,按摩颈动脉窦可终止发作,最可能的疾病是　（　　）
    A. 心房扑动　　　　　　　　　　B. 心房颤动
    C. 窦性心动过速　　　　　　　　D. 阵发性室上性心动过速
    E. 持续性室性心动过速

20. 室性心动过速伴严重血流动力学障碍时,终止发作首选　（　　）
    A. 利多卡因　　　　　　　　　　B. 胺碘酮
    C. 同步电复律　　　　　　　　　D. 人工起搏超速抑制
    E. 压迫颈动脉窦

21. 下列哪一项不是引起急性左心衰竭的病因　　　　　　　（　　）
    A. 急性广泛性心肌梗死　　　　　B. 高血压危象
    C. 快速性心律失常　　　　　　　D. 乳头肌断裂
    E. 急性肺栓塞

22. 患者,男,50 岁,不明原因晕厥,心电图示宽 QRS 波型心动过速,心室率

150次/分,血压60/45 mmHg,进一步处理宜为 （ ）
A. 临时起搏器置入 B. 肾上腺素
C. 直流电复律 D. 静脉注射西地兰
E. 静脉注射阿托品

23. 患者,65岁,近来心悸,心电图可见提前出现的正常QRS波群,其前P波形态与窦性P波略不相同,代偿不完全,诊断为 （ ）
A. 房性期前收缩 B. 室性期前收缩
C. 交界性期前收缩 D. Ⅱ度Ⅰ型房室传导阻滞
E. 窦性心律不齐

24. 患者,男,55岁,既往有高血压、糖尿病病史,有30年吸烟史,5小时前在家看电视时突发胸骨后疼痛入院,自服硝酸甘油后疼痛稍缓解,BP 180/90 mmHg,SpO_2 95%,心电图提示窦性心律100次/分,V1~V5导联ST段压低1.0 mV,查TNT 0.6 μg/L,CK-MB 56U/L,主动脉CTA造影未见异常,下列治疗措施不正确的是 （ ）
A. 立即给予开放静脉通路,吸氧,并给予镇痛
B. 给予硝酸甘油扩冠、低分子肝素、阿司匹林抗凝抗血小板治疗
C. 立即进行急诊溶栓治疗
D. 择期行冠状动脉造影
E. 给予低分子肝素、阿司匹林抗凝抗血小板治疗

25. 患者,男,68岁,近4天来感腹痛、腹胀,3日未解大便,今日出现高热,T39℃,持续剧烈腹痛,至急诊就诊。查体:意识淡漠,全身大汗,呼吸急促,HR 135次/分,BP 72/41 mmHg,全腹压痛、反跳痛,尿少,色深。查血白细胞计数20×10^9/L,血红蛋白153 g/L。腹部平片见膈下游离气体。针对该患者,目前最需要的诊疗措施是 （ ）
A. 腹部CT或超声检查进一步明确病灶
B. 镇静镇痛,高流量吸氧
C. 开放静脉通道,积极抗休克,急诊手术
D. 立即手术治疗
E. 立即给予血管活性药物及糖皮质激素

三、多项选择题

1. 下列关于微循环的说法不正确的是 （ ）
A. 典型的微循环由微动脉、后微动脉、毛细血管前括约肌、真毛细血管、直捷通路、动-静脉吻合支和微静脉等部分组成
B. 身体各个器官、组织的结构和功能不同,但微循环的结构均相同

C. 微循环的基本功能是进行物质交换
D. 毛细血管内外物质交换是通过扩散、吞饮及滤过-重吸收三种方式
E. 微循环血流量直接与整体的循环血量无关

2. 关于组织液的产生与重吸收的说法正确的是 （   ）
   A. 组织液静水压高有利于组织液重吸收
   B. 组织液胶体渗透压高有利于组织液重吸收
   C. 组织液在毛细血管动脉端为净回收，静脉端为净滤过
   D. 毛细血管通透性不受有效滤过压的影响
   E. 淋巴回流是影响组织液的生成与重吸收的因素

3. 休克的细胞代谢改变表现为 （   ）
   A. 细胞有氧氧化减少，糖代谢无氧酵解增加
   B. 脂肪分解代谢减少
   C. 蛋白质分解代谢增加，合成减少
   D. 长链脂肪酸廓清能力下降，脂肪酸蓄积，高甘油三酯血症
   E. 代谢性酸中毒，高乳酸血症

4. 休克的细胞损伤主要包括 （   ）
   A. 细胞膜   B. 溶酶体
   C. 细胞核   D. 线粒体
   E. 细胞壁

5. 以下不属于分布性休克的是 （   ）
   A. 感染性休克   B. 神经源性休克
   C. 过敏性休克   D. 肺动脉栓塞
   E. 张力性气胸

6. 关于休克导致器官功能障碍的说法，正确的是 （   ）
   A. 肺是休克时最容易损伤的器官
   B. 休克合并心功能障碍的原因之一是有效循环血容量减少导致冠脉灌注减少
   C. 休克时胃肠功能障碍主要表现为胃肠运动减弱、应激性溃疡
   D. 肝脏富含组织巨噬细胞，容易活化，并释放炎性介质，损伤肝脏细胞
   E. 急性肺损伤的病理生理机制主要是肺泡毛细血管膜的损伤

7. 噻嗪类利尿剂的常见副作用有 （   ）
   A. 低钠血症   B. 低钾血症
   C. 低镁血症   D. 低钙血症
   E. 高脂血症

8. 血管紧张素转化酶抑制剂治疗心衰和抗高血压的作用机制包括 （   ）

A. 减少肾素释放 B. 减少血管紧张素Ⅱ形成
C. 降低醛固酮水平 D. 减慢缓激肽降解
E. 抑制血管和心肌重构

9. 下列属于Ⅰ类抗心律失常的药物有 （ ）
   A. 利多卡因 B. 胺碘酮
   C. 普罗帕酮 D. 奎尼丁
   E. 地尔硫䓬

10. 符合心源性休克血流动力学特征的是 （ ）
    A. 充盈压减少 B. 心排血量减少
    C. 体循环阻力增加 D. 体循环阻力降低
    E. 充盈压增加

四、问答题

1. 简述高血压危象的治疗原则。
2. 简述休克主要的治疗措施。
3. 室上性心动过速(室上速)的处理方法有哪些?
4. 简述急性心功能不全的治疗原则。
5. 简述血流动力学监测目的有哪些?

参 考 答 案

一、名词解释

1. 心输出量:即心室每分钟射出的血液量,等于心率与每搏输出量的乘积,称为每分输出量,简称心输出量。

2. 血流动力学:是血液在循环系统(心脏和血管)中流动的力学,主要研究压力、容积、血流量以及它们之间的相互关系。

3. 氧输送:是指单位时间里(每分钟)心脏通过血液向外周组织提供的氧输送量。

4. 快反应细胞:快反应细胞包括心房肌细胞、心室肌细胞和希-普细胞。其0相除极速率快,传导速度也快,呈快反应电活动,其除极由Na^+内流所促成。

5. 有效不应期:复极过程中膜电位恢复到$-60\sim-50$ mV时,细胞才对刺激发生可扩布的动作电位。从除极开始到这以前的一段时间即为有效不应期。它反映快钠通道恢复有效开放所需的最短时间。

6. 休克:是指在各种致病因素(包括出血、过敏、严重感染、创伤等)作用下,导致有效循环血量明显下降,引起组织器官灌注不足、细胞代谢紊乱和器官功能障碍的临床综合征。

7. 严重心律失常:是指足以引起血流动力学障碍,短暂神志丧失以及猝死的心律失常。按其发作时心率的快慢,分为快速型和缓慢型心律失常两种类型。

8. 急性冠状动脉综合征:是以冠状动脉粥样硬化为病理基础,心肌急性缺血缺氧、氧供需不平衡为病理过程的一组临床综合征。

二、单项选择题

1. D   2. C   3. A   4. B   5. D   6. E   7. C   8. E   9. B
10. A   11. A   12. C   13. E   14. A   15. C   16. D   17. A   18. C
19. D   20. C   21. E   22. C   23. C   24. C   25. C

三、多项选择题

1. BE   2. ADE   3. ACDE   4. ABD   5. DE
6. BCDE   7. ABCE   8. BCDE   9. ACD   10. BCE

四、问答题

1. 简述高血压危象的治疗原则。

(1) 患者取半卧位,去除可能的诱因。

(2) 应在加强监护条件下立即接受静脉药物降压治疗,尽快使血压降至 160~170/100~110 mmHg,优先考虑静脉给能快速发挥作用的药物,达到目标血压后应口服降压药长期治疗以防复发。同时切忌降压过度,导致重要器官灌流不足。

(3) 处理并发症,保护心、脑、肾重要器官:① 高血压脑病,首选硝普钠降压,在降压的同时注意控制脑水肿和抽搐;② 左心衰竭,在应用硝普钠、硝酸甘油或酚妥拉明扩张血管的同时应用利尿剂,合并冠心病者可考虑给予 β 受体阻滞剂;③ 肾功能不全,可选用乌拉地尔、酚妥拉明扩血管治疗,呋塞米利尿,慎用保钾利尿剂。

2. 简述休克主要的治疗措施。

休克治疗原则是纠正原发病,改善组织器官灌注,具体措施包括:

(1) 一般治疗:积极治疗原发病,清除休克病因。

(2) 液体复苏:液体复苏是低血容量性休克的治疗基础,一旦临床诊断感染性休克,应尽快积极液体复苏。复苏液体可以选择晶体液(生理盐水和等张平衡液)、胶体液(白蛋白和人工胶体)和输血。休克复苏过程中需要观察神志、心率、血压和尿量的变化,监测 S_vO_2、$S_{cv}O_2$、动脉血乳酸浓度和乳酸清除率、动静脉二氧化碳分压差($P_{v-a}CO_2$)等组织氧代谢和灌注。

(3) 血管活性药物与正性肌力药物:经过液体复苏或输血后,血压仍不能恢复或组织灌注仍不能改善,则需要使用血管活性药物和正性肌力药物,如去甲肾上腺素、肾上腺素、血管加压素(抗利尿激素)、多巴胺等。低排高阻性休克、使用缩血管药物后血管痉挛或微循环障碍则可使用血管舒张剂。常用的血管舒张剂有硝普钠、硝酸甘油、酚妥拉明等。心源性休克或低心排的感染性休克,在优化容量状态后还需给予正性肌力药物提高心输出量。常用的正性肌力药物有洋地黄制剂、多巴酚丁胺、磷酸二酯酶抑制剂等。

(4) 其他治疗:① 原发病治疗;② 糖皮质激素:严重感染性休克时常常继发肾上腺皮质功能不全,表现为大量液体复苏后血压仍难以维持,需要大剂量血管活性药物维持灌注,给予小剂量糖皮质激素替代治疗可以减少或撤离血管活性药物的使用;③ 心脏辅助:心源性休克治疗后休克仍无法纠正者,可考虑主动脉球囊反搏(IABP)、左室辅助泵等机械性辅助循环;④ 防治并发症:呼吸衰竭、急性肾衰竭、保护脑功能、防治凝血功能异常。

3. 室上性心动过速(室上速)的处理方法有哪些?

(1) 一般处理办法:刺激迷走神经方法在发作早期使用效果较好。患者可以通过深吸气后屏气,再用力做呼气动作(Valsalva法)、或用压舌板等刺激腭垂(即咽喉部)产生恶心感、压迫眼球、按摩颈动脉窦等方法终止心动过速。

(2) 药物治疗:首选腺苷、维拉帕米、地尔硫草、普罗帕酮等,若上述方法无效或伴有器质性心脏病应用上述药物存在禁忌证时可应用胺碘酮。

(3) 食管心房快速刺激:可用于所有室上速患者,特别适用于无法用药,有心动过缓病史者。

(4) 伴明显低血压和严重心功能不全者:原则上应首选同步直流电复律或食管心房调搏。

4. 简述急性心功能不全的治疗原则。

(1) 患者取坐位或半卧位,双腿下垂,以减少下肢静脉回流。

(2) 吸氧:立即高流量鼻管给氧或面罩给氧,对病情特别严重者应采用面罩呼吸机持续加压(CPAP)或双水平气道正压(BiPAP)给氧。

(3) 镇静:吗啡 3~5 mg 静脉注射可迅速扩张体循环,减少静脉回流,降低左房压。还能减轻烦躁不安和呼吸困难。

(4) 利尿:呋塞米 20~40 mg 静注,在利尿作用开始前即可通过扩张静脉系统降低左心房压力,减轻呼吸困难症状。

(5) 血管扩张剂:舌下或静脉滴注硝酸甘油可迅速降低肺毛细血管楔压

或左房压。

（6）其他治疗：静脉注射氨茶碱 0.25 g 可缓解支气管痉挛，减轻呼吸困难；洋地黄药物对室上性快速心律失常引起的肺水肿有显著疗效；对高血压心脏病引起的肺水肿静脉滴注硝普钠；伴低血压的肺水肿患者宜先静脉滴注多巴胺；持续血液滤过可以有效清除患者的体液；重组 B 类尿钠肽（脑钠肽）能明显降低 PAWP；钙通道增敏剂在正性肌力作用的同时促进血管平滑肌 ATP 依赖的钾通道开放，扩张外周血管。

5. 简述血流动力学监测目的有哪些？

（1）协助疾病诊断与鉴别诊断。血流动力学监测获取心输出量、心脏容积和压力、血流速度、血管阻力等指标，通过对监测结果的分析和解读，可对重症患者的休克类型进行诊断和鉴别。休克患者置入肺动脉漂浮导管监测心脏压力和心输出量的变化，对于诊断心源性休克和鉴别急性肺水肿有重要的意义。

（2）连续评价循环状态。通过连续血流动力学监测，可以评价患者心脏前负荷、心肌收缩力、后负荷等循环状态及其变化，为休克的早期诊断和治疗提供依据。休克代偿期患者在血压下降之前已经出现组织低灌注，乳酸水平开始升高，动态监测动脉血乳酸及乳酸清除率可以及早发现休克并给予早期治疗。

（3）指导和评价治疗。通过连续、动态的监测手段，获得准确的监测结果，正确认识和解读结果，全面分析病情，选择恰当的循环支持方式。治疗前后连续、动态监测，对治疗的疗效和反应性进行评估，可以进一步指导治疗方案的调整，提高治疗的准确性。

（4）实现滴定式和目标性治疗。血流动力学监测指导治疗方案的制定并评价治疗效果，实现"监测-治疗-监测-治疗"的滴定式治疗模式。休克患者常合并多器官功能障碍（如 ARDS、心肌抑制、AKI 等），根据循环状态制定治疗目标，可以满足不同类型休克患者治疗的需要。

（5）评估疾病严重程度。有效循环血量是保证器官灌注的前提，休克患者的循环状态是影响患者转归的重要因素。动脉血乳酸、混合静脉血氧饱和度是评估组织灌注的重要指标。

第五章　重症消化

一、名词解释

1. 急性胃肠功能障碍
2. 肠道屏障
3. 肠黏膜屏障
4. 应激性溃疡
5. 胃肠激素
6. 脑肠肽
7. 内分泌途径
8. 旁分泌途径
9. 肠道细菌移位
10. 内毒素血症

二、单项选择题

1. 肝细胞损害导致的肝功能障碍不包括（　　）
   A. 糖代谢障碍　　　　　　　B. 电解质代谢紊乱
   C. 胆汁分泌障碍　　　　　　D. 内毒素清除障碍
   E. 激素灭活功能障碍

2. 下列哪种药物可以使肠内酸化减少氨的吸收形成　　　　　（　　）
   A. 乳果糖　　　　　　　　　B. 左旋多巴
   C. 肾上腺皮质激素　　　　　D. 溴隐亭
   E. 新霉素

3. 关于肝肾综合征的发病机制，下列说法错误的是　　　　　（　　）
   A. 肾交感神经张力增高
   B. 肾素-血管紧张素-醛固酮系统激活
   C. 激肽系统激活的产物增多
   D. 内皮素增多
   E. 内毒素血症

4. 肝脏的营养主要是由哪种血管系统供应的　　　　　　　　（　　）
   A. 肝动脉　　B. 肝静脉　　C. 门静脉　　D. 脾动脉　　E. 脾静脉

5. 重症急性胰腺炎最常见的病因是　　　　　　　　　　　　（　　）
   A. 高甘油三酯血症　　　　　B. 酒精
   C. 胆石症　　　　　　　　　D. 胰腺肿瘤
   E. 甲状旁腺功能亢进

6. 关于重症急性胰腺炎的说法正确的是　　　　　　　　　　（　　）

A. 所用患者均应早期预防性使用抗生素
B. 所用患者均应尽可能使用肠内营养
C. 胰腺坏死组织感染时开腹手术治疗首选
D. 发病时血清淀粉酶水平的高低与疾病严重程度正相关
E. 血浆置换对治疗高甘油三酯血症无效

7. 急性消化道出血首要诊断方法是 （　　）
   A. DSA　　　　　　　　　　B. CT
   C. 内镜　　　　　　　　　　D. 放射性核素扫描
   E. B超

8. 腹腔灌注压的计算公式是 （　　）
   A. MAP（平均动脉压）－IAP（腹内压）　B. MAP－2×IAP
   C. IAP×2　　　　　　　　　D. MAP－3×IAP
   E. MAP＋IAP

9. 间接法测量腹腔内压的零点在 （　　）
   A. 耻骨联合　　　　　　　　B. 腋中线
   C. 腋前线　　　　　　　　　D. 腋后线
   E. 腹正中线

10. 内毒素不具有的毒性作用 （　　）
    A. 发热反应
    B. 白细胞反应
    C. 内毒素血症与内毒素休克
    D. 对组织器官有选择性，引起特殊症状
    E. DIC

11. 关于内毒素的特性，错误的是 （　　）
    A. 主要由革兰阴性杆菌产生
    B. 化学成分为脂多糖
    C. 性质较稳定，耐热
    D. 抗原性强，可刺激机体产生抗毒素
    E. 毒性作用相似，对组织器官无选择作用

12. 导致肠道菌群失调最主要的诱因是 （　　）
    A. 黏膜面损伤　　　　　　　B. 抗生素的滥用
    C. 细菌寄居部位的改变　　　D. 免疫抑制剂的应用
    E. 放疗化疗的应用

13. 关于正常菌群的叙述，正确的是 （　　）
    A. 一般情况下，正常菌群对人体有益无害

B. 肠道内的双歧杆菌产生大量碱性物质,能拮抗肠道细菌感染
C. 口腔中的正常菌群主要为需氧菌,少数为厌氧菌
D. 即使是健康胎儿,也携带正常菌群
E. 在人的一生中,正常菌群的种类和数量保持稳定

14. 当创伤、出血、应激、手术及感染、休克等损害造成人体缺血缺氧状态时,下列哪个器官最容易受累 ( )
    A. 脑　　　B. 肝　　　C. 肾　　　D. 肺　　　E. 肠道

15. 患者,女性,29岁,发热一周,食欲不振、乏力、腹胀、腹泻、脾肿大、外周血白细胞偏低,起病后曾服退热药及磺胺药,发热仍不退,临床怀疑为伤寒病,为进一步确诊,首选做的检查是 ( )
    A. 肥大反应
    B. 血培养
    C. 尿培养
    D. 粪便培养
    E. 骨髓培养

16. 关于肠源性感染,错误的是 ( )
    A. 肠内营养可预防肠源性感染的发生
    B. 口服抗生素可减少肠源性感染
    C. 严重烧伤时,肠黏膜屏障有明显的应激性损害
    D. 少量进食
    E. 重症患者应首选肠外营养,防止肠源性感染

17. 中性粒细胞减少患者使用大量抗生素治疗后,常易发生下列哪种病原体感染 ( )
    A. 阴沟杆菌
    B. 隐球菌
    C. 肠球菌
    D. 克雷伯菌
    E. 大肠杆菌

18. 促使胆囊收缩素释放作用最强的物质是 ( )
    A. 蛋白质分解产物
    B. 脂肪
    C. 脂酸钠
    D. 糖类
    E. HCl

19. 能降低血糖水平的激素是 ( )
    A. 胰岛素
    B. 胰高糖素
    C. 糖皮质激素
    D. 肾上腺素
    E. 生长素

20. 胃泌素的生理作用中,哪项是错的 ( )
    A. 刺激胃黏膜细胞增殖
    B. 刺激胃黏膜细胞分泌盐酸与胃蛋白质酶原

C. 刺激胃窦与肠运动

D. 刺激胰液、胆汁分泌

E. 刺激幽门括约肌收缩

21. 患者,男,25岁,因乏力、纳差、尿黄10天入院,既往乙肝病史3年,入科查体:神志清楚,皮肤巩膜重度黄染,双肺呼吸音清,未闻及明显啰音,心律规整,腹胀明显,肠鸣音未闻及,移动性浊音阳性,双下肢无水肿。最可能的诊断是 （　　）

A. 肝硬化 B. 急性肝衰竭

C. 亚急性肝衰竭 D. 肝性脑病

E. 肝内胆汁淤积症

22. 急性昏迷患者,轻度黄疸,双侧肢体肌张力对称性增高,瞳孔等大,尿蛋白及糖定性均阴性。下列诊断最可能的是 （　　）

A. 肝性昏迷 B. 脑血管意外

C. 安眠药中毒 D. 尿毒症

E. 糖尿病昏迷

三、多项选择题

1. 以下属于肝脏合成功能监测的指标是 （　　）

A. 血清白蛋白 B. 凝血酶原时间

C. 血清胆固醇 D. 血清胆碱酯酶

E. 碱性磷酸酶

2. 下列哪些是肝性脑病的诱因 （　　）

A. 消化道出血 B. 安眠药

C. 静脉滴注白蛋白 D. 感染

E. 严重腹泻

3. 肝脏的主要生理功能 （　　）

A. 合成与储存 B. 分泌胆汁

C. 解毒功能 D. 防御功能

E. 调节免疫

4. 下列哪些现象说明消化道出血停止 （　　）

A. 心率增快,肠鸣音活跃

B. 反复呕吐或频繁排黑粪

C. 排便间隔时间延长,黑粪由稀变干

D. 胃管引流液颜色越来越浅

E. 生命体征转平稳

5. 腹腔高压的常用非手术治疗包括 （　　）
　　A. 胃肠减压　　　　　　　　B. 去除腹腔内占位
　　C. 改善腹壁顺应性　　　　　D. 优化局部灌注
　　E. 大量液体复苏

6—7题共用题干

患者,男性,55岁,主因意识不清3天入院。入院前半月有服用抗抑郁药物病史,本次因黑便1周余在外院诊断为上消化道出血,入院前3天出现意识不清。查体:神志昏迷,呼之不应,皮肤巩膜重度黄染,心律规整,腹胀明显,肠鸣音未闻及,移动性浊音阳性,双下肢无水肿。双侧病理征阴性。

6. 该患者考虑哪些疾病 （　　）
　　A. 急性肝衰竭　　　　　　　B. 肝性脑病
　　C. 药物性肝炎　　　　　　　D. 上消化道出血
　　E. 脑栓塞

7. 为明确检查该患者应该做以下哪些检查 （　　）
　　A. 肝功能　　　　　　　　　B. 凝血功能
　　C. 腹部超声　　　　　　　　D. 肝脏穿刺
　　E. 脑部CT

8. 患者,男性,43岁,主因乏力纳差尿黄1周,神志不清1天入院。既往无类似病史。查体:神志不清,GCS评分6分,皮肤巩膜重度黄染,双肺未闻及啰音,心律规整,腹胀明显,肠鸣音未闻及,移动性浊音阳性,双下肢无水肿。双侧病理征阴性。该患者可能的疾病有哪些 （　　）
　　A. 低血糖昏迷　　　　　　　B. 脑栓塞
　　C. 肝昏迷　　　　　　　　　D. 高血压
　　E. 肺栓塞

四、问答题

1. 试述重症急性胰腺炎的诊断要点。
2. 急性胃肠功能损伤的最新分级是什么?
3. 请列举至少5种胃肠激素,并且简述其生理作用。
4. 胃肠肽和脑肠肽的区别是什么?
5. 简述肠道细菌移位的诊断。
6. 简述肠道细菌移位发生的主要条件。

参考答案

一、名词解释

1. 急性胃肠功能障碍：急性胃肠功能障碍（acute gastrointestinal dysfunction，AGD）是继发于创伤、烧伤、大手术、休克等重症疾病引起的一种胃肠道急性病理改变，以胃肠黏膜屏障功能障碍、消化吸收功能障碍和胃肠动力障碍为主要特征，不是一组独立的疾病，而是多器官功能障碍综合征（multiple organ dysfunction syndrome，MODS）的一部分。

2. 肠道屏障：肠道屏障包括化学屏障、机械屏障和生物屏障。指肠道能够防止肠内的有害物质如细菌和内毒素等穿过肠黏膜进入人体内其他组织、器官和血液循环的综合结构和功能。它包括肠黏膜上皮、肠黏液、肠道菌群、分泌性免疫球蛋白、肠道相关淋巴组织、胆盐、激素和胃酸等。

3. 肠黏膜屏障：肠黏膜屏障是指肠黏膜具有阻止肠腔内有害物质如致病微生物、多种生物大分子和抗原进入血液循环的作用，包括有机械屏障、生物屏障、化学屏障和免疫屏障。

4. 应激性溃疡：应激性溃疡是指机体受到诸如创伤（包括手术）、烧伤等打击时，由于交感-肾上腺髓质系统兴奋，胃肠血管收缩，血流量减少，胃肠黏膜缺血造成胃肠黏膜的损害。临床以胃为主的上消化道黏膜发生急性炎症、糜烂或溃疡，严重时可发生大出血或穿孔。

5. 胃肠激素：胃肠激素是一类存在于胃肠道黏膜层及胰腺内的内分泌细胞和旁分泌细胞分泌、由胃肠壁的神经末梢所释放的一组小分子高效能生物活性物质，由于这些激素几乎都是肽类，所以称之为胃肠肽。

6. 脑肠肽：多数胃肠肽也存在于中枢神经系统中，如促胃液素、缩胆囊素、促胃动素、生长抑素、血管活性物质等，因其双重分布的特性，称之为脑肠肽。

7. 内分泌途径：分泌细胞将产生的激素直接进入到体液中，以体液为媒介对靶细胞产生效应的一种分泌形式。

8. 旁分泌途径：指某种细胞因子的产生细胞和靶细胞非同一细胞，但二者邻近，且该因子对靶细胞表现出生物学作用。

9. 肠道细菌移位：肠道内细菌通过肠黏膜上皮进入固有层，随后进入肠系膜淋巴结甚至肠外器官的现象。现指原寄居于肠道的正常菌群或内毒素及代谢产物通过肠黏膜屏障大量侵入肠道以外的组织器官的现象。

10. 内毒素血症：血中细菌或病灶内细菌释放出大量内毒素至血液，或输入大量内毒素污染的液体而引起的一种病理生理表现。

二、单项选择题

1. D 2. A 3. C 4. C 5. C 6. B 7. C 8. A 9. A
10. D 11. D 12. B 13. A 14. E 15. E 16. B 17. B 18. A
19. A 20. E 21. B 22. A

三、多项选择题

1. ABCD 2. ABDE 3. ABCDE 4. BCD 5. ABCD
6. ABCD 7. ABCE 8. ABCE

四、问答题

1. 试述重症急性胰腺炎的诊断要点。

最常是以下列三项标准存在两项来确立：① 临床表现：与疾病相一致的腹痛；② 实验室检查血清淀粉酶和/或脂肪酶升高3倍以上；③ 腹部影像学检查提示胰腺炎特征性的发现。SAP的诊断标准为AP合并有持续性（>48小时）的器官功能衰竭，器官功能衰竭以修订的Marshall评分来定义。

2. 急性胃肠功能损伤的最新分级是什么？

2012年欧洲危重病学会的腹部问题工作小组推出急性胃肠损伤（acute gastrointestinal injury，AGI）的概念，并将其分为4级：

Ⅰ级：有发展为胃肠功能障碍或衰竭的风险，表现为胃肠功能的部分受损，例如腹部手术后第一天的恶心、呕吐、肠鸣音减弱，休克早期的肠蠕动减少。

Ⅱ级：胃肠功能障碍，表现为急性发生的胃肠道症状，胃肠道的消化吸收功能受损，需要外界干预才能满足机体对营养物质和水分的需求，如胃轻瘫伴高度胃残留或反流、下消化道麻痹、腹泻、腹高压Ⅰ级（腹内压12～15 mmHg）、肉眼可见胃内容物或粪便内有血、喂养不耐受。

Ⅲ级：胃肠功能衰竭，即使外界干预，胃肠功能也无法恢复。表现为持续性的肠内营养不耐受，治疗后仍无法改善，可能导致MODS的持续或加重，如持续性的胃肠麻痹、出现肠管扩张或进一步加重、腹高压进展为Ⅱ级（腹内压15～20 mmHg）、腹腔灌注压<60 mmHg。

Ⅳ级：胃肠功能衰竭伴有远隔器官功能的严重损害，直接或立即威胁生命，同时加重MODS及休克，如肠管缺血坏死，胃肠道出血导致失血性休克，需要减压的腹腔间隙综合征（abdominal compartment syndrome，ACS），Ogilvie's syndrome等。

3. 请列举至少5种胃肠激素，并且简述其生理作用。

分别有以下几种胃肠激素，且其生理作用如下：

(1) 胃泌素:具有刺激胃酸、胃蛋白酶的分泌,使胃窦和幽门括约肌收缩、帮助消化、延缓胃排空、促进黏膜生长的作用。

(2) 胆囊收缩素:可刺激胆囊收缩及 Oddi's 括约肌扩张,从而促进胆汁的分泌及排出,刺激胰腺消化酶、碳酸氢盐的分泌,使近端胃松弛,增加胃顺应性,抑制胃窦运动,增强幽门括约肌紧张度,使胃排空延缓。

(3) 促胃动素:其主要作用是在消化间期刺激胃和小肠运动。

(4) 生长抑素:几乎对所有的生理性内外分泌反应均有抑制作用,具有抑制胃消化间期肌电复合波和胃排空、抑制回肠和胆囊收缩、抑制肠道内容物转运等作用。

(5) 血管活性肠肽:其主要的功能为松弛胃底平滑肌,抑制胃酸和胃蛋白酶分泌,刺激水和碳酸氢盐分泌,促进胰岛素、胰高血糖素等的释放。

(6) P物质:具有迅速收缩平滑肌的能力,作用于纵行肌、环形肌引起收缩,促进胃肠蠕动的作用。

(7) 5-羟色胺:又名血清素,是参与调节胃肠道运动和分泌功能的重要神经递质和旁分泌信号因子,其主要功能是调节局部神经的抑制和兴奋。

4. 胃肠肽和脑肠肽的区别是什么?

胃肠激素是一类存在于胃肠道黏膜层及胰腺内的内分泌细胞和旁分泌细胞分泌、由胃肠壁的神经末梢所释放的一组小分子高效能生物活性物质,由于这些激素几乎都是肽类,所以称之为胃肠肽。多数胃肠肽也存在于中枢神经系统中,如促胃液素、缩胆囊素、促胃动素、生长抑素、血管活性物质等,因其双重分布的特性,故称为脑肠肽。简而言之,脑肠肽是既分布于中枢神经系统又分布于胃肠道的胃肠激素,而胃肠肽则只分布于胃肠道。

5. 简述肠道细菌移位的诊断。

(1) 在肠系膜淋巴结或门静脉血中可找到肠源性细菌;

(2) 在肠系膜淋巴结或门静脉血中可找到内毒素;

(3) 在肠系膜淋巴结、门静脉血或全身血循环可发现细菌 DNA 或蛋白;

(4) 肠源性细菌存在于无菌组织中,例如胰腺蜂窝织炎;

(5) 发生源自肠道细菌的感染并发症;

(6) 血循环和组织中细胞因子和炎性介质增加;

(7) 对大分子的肠渗透性增加。

其中以在肠系膜淋巴结或门静脉血中可找到肠源性细菌意义最大。

6. 简述肠道细菌移位发生的主要条件。

肠道细菌移位发生的条件主要有三方面:① 肠道细菌过度繁殖与菌群失调;② 宿主免疫功能低下;③ 肠道黏膜屏障的破坏。

第六章　重症肾脏

一、名词解释

1. 肾小球滤过率
2. 滤过分数
3. 有效滤过压
4. AKI
5. 横纹肌溶解综合征

二、单项选择题

1. 正常情况下,当血压在什么范围内变动时,由于肾血流量的自身调节机制,肾小球毛细血管血压可保持稳定　　　　　　　　　　　　　　　　(　　)
   A. 40～140 mmHg　　　　　　　B. 50～150 mmHg
   C. 60～160 mmHg　　　　　　　D. 70～160 mmHg
   E. 80～180 mmHg

2. 无尿是指 24 小时尿量少于　　　　　　　　　　　　　　　　　(　　)
   A. 50 ml　　B. 100 ml　　C. 200 ml　　D. 300 ml　　E. 400 ml

3. 少尿是指 24 小时尿量少于　　　　　　　　　　　　　　　　　(　　)
   A. 50 ml　　B. 100 ml　　C. 200 ml　　D. 400 ml　　E. 500 ml

4. 正常成年人的肾小球滤过率为　　　　　　　　　　　　　　　　(　　)
   A. 115 L/min　　　　　　　　　B. 115 ml/min
   C. 125 ml/min　　　　　　　　D. 120 L/min
   E. 125 L/min

5. 肾小球的有效滤过压为　　　　　　　　　　　　　　　　　　　(　　)
   A. (肾小球毛细血管血压+囊内液胶体渗透压)+(血浆胶体渗透压-肾小囊内压)
   B. (肾小球毛细血管血压+囊内液胶体渗透压)-(血浆胶体渗透压+肾小囊内压)
   C. (肾小球毛细血管血压+肾小囊内压)+(血浆胶体渗透压-囊内液胶体渗透压)
   D. (肾小球毛细血管血压+肾小囊内压)-(血浆胶体渗透压+囊内液胶体渗透压)
   E. (血浆胶体渗透压+肾小囊内压)-(肾小球毛细血管血压+肾小囊内

压)

6. 低钾血症的病人少见于   （ ）
   A. 长期进食不足   B. 碱中毒
   C. 酸中毒   D. 持续胃肠减压
   E. AKI

7. 最可能导致急性肾损伤的原因是   （ ）
   A. 脊柱骨折伴截瘫   B. 广泛Ⅰ度烧伤
   C. 胸外伤   D. 急性腰肌劳损
   E. 挤压综合征

8. 为防止急性肾损伤（AKI）时出现高钾血症,下列哪些措施是错误的
                                                      （ ）
   A. 彻底清创,预防感染   B. 供应足够能量
   C. 禁食富钾食物   D. 输库血
   E. 输注碱性液体

9. 高血钾须做血液净化治疗的指征是   （ ）
   A. 血钾＞5.5 mmol/L   B. 血钾＞6.0 mmol/L
   C. 血钾＞6.5 mmol/L   D. 血钾＞7.0 mmol/L
   E. 血钾＞7.5 mmol/L

10. 急性肾损伤（AKI）少尿期急需防治的电解质紊乱是   （ ）
    A. 低血钙   B. 高血钾
    C. 高血镁   D. 低血钠
    E. 低血钾

11. 下列哪项不是引起"肾前性急性肾损伤（AKI）"的病因 （ ）
    A. 血容量减少   B. 休克
    C. 大出血   D. 造影剂应用
    E. 严重心律失常

12. 急性肾损伤（AKI）少尿期造成病人死亡的常见电解质失衡是（ ）
    A. 高磷血症和低钙血症   B. 低钠血症
    C. 高镁血症   D. 高钾血症
    E. 高氯血症

13. 下列能较早反映 GFR 敏感指标的是   （ ）
    A. 尿量   B. 内生肌酐清除率
    C. 血尿素氮   D. 血清肌酐
    E. 血钾

三、多项选择题

1. 急性肾损伤 AKIN 分级诊断标准使用的指标是哪几个　　（　　）
   A. 尿量　　　　　　　　　　　B. 内生肌酐清除率
   C. 血尿素氮　　　　　　　　　D. 血清肌酐
   E. 肾小球滤过率

2. 急性肾损伤(AKI)时,少尿的发病机制是　　（　　）
   A. 肾小球滤过率降低　　　　　B. 肾小管机械性堵塞
   C. 肾间质水肿　　　　　　　　D. 白蛋白低下
   E. 有效循环血量减少

3. 肾小球有效滤过压与下列哪些压力有关　　（　　）
   A. 肾小球毛细血管血压　　　　B. 囊内液胶体渗透压
   C. 血管静水压　　　　　　　　D. 血浆胶体渗透压
   E. 肾小囊内压

4. 影响肾小球滤过的因素包括　　（　　）
   A. 中心静脉压　　　　　　　　B. 肾小囊内压
   C. 血浆胶体渗透压　　　　　　D. 肾血浆流量
   E. 肾小球毛细血管血压

5. 肾素的分泌受哪些因素的调节　　（　　）
   A. 肾内机制　　　　　　　　　B. 心血管稳态
   C. 体液机制　　　　　　　　　D. 神经机制
   E. 条件反射机制

6. 下列可以引起急性肾损伤的物质包括　　（　　）
   A. 重金属　　　　　　　　　　B. 两性霉素 B
   C. 造影剂　　　　　　　　　　D. 四氯化碳
   E. 胰岛素

7. RIFLE 分期诊断标准中,下列符合衰竭期的是　　（　　）
   A. Scr 增至基础值×3
   B. GFR 下降＞65%
   C. Scr＞4 mg/dl 且急性增加至少＞0.5 mg/dl
   D. 尿量＜0.3 ml/(kg·h)×24 h
   E. 无尿×12 h

8. AKI 的 AKIN 分期标准中,下列符合 3 期的是　　（　　）
   A. Scr 较基础值升高＞300%　　B. GFR 下降＞65%
   C. 尿量＜0.5 ml/(kg·h),＞24 h　D. 无尿≥12 h

E. 开始 RRT
9. 肾功能常用的评价指标有　　　　　　　　　　　　　　（　　）
   A. 尿量　　　　　　　　　　　B. 血清肌酐
   C. 肾小球滤过率　　　　　　　D. 血尿素氮
   E. γ球蛋白
10. 急性肾损伤少尿期可出现　　　　　　　　　　　　　　（　　）
   A. 高钾血症　　　　　　　　　B. 低钠血症
   C. 代谢性酸中毒　　　　　　　D. 低磷血症
   E. 高钙血症

四、问答题

1. 简述肾素分泌调节的肾内机制。
2. 简述急性肾损伤的 AKIN 分期标准。
3. 简述急性肾损伤的治疗原则。
4. 简述横纹肌溶解综合征的临床特征。
5. 简述影响肾小球滤过的因素。

参 考 答 案

一、名词解释

1. 肾小球滤过率：单位时间内（每分钟）两肾生成的超滤液量称为肾小球滤过率。正常成年人肾小球滤过率为 125 ml/min 左右。

2. 滤过分数：肾小球滤过率与肾血浆流量的比值称为滤过分数。

3. 有效滤过压：是指促进超滤的动力与对抗超滤的阻力之间的差值。超滤的动力包括肾小球毛细血管血压和肾小囊内超滤液胶体渗透压，超滤的阻力包括肾小球毛细血管内血浆胶体渗透压和肾小囊内压，因此，肾小球有效滤过压＝（肾小球毛细血管血压＋囊内液胶体渗透压）－（血浆胶体渗透压＋肾小囊内压）。

4. AKI：AKI 是指各种原因引起的肾功能损害，在短时间（数小时至数日）内出现血中氮质代谢产物蓄积，水、电解质和酸碱平衡失调及全身并发症，是一种严重的临床综合征。

5. 横纹肌溶解综合征：指一系列因素影响横纹肌的细胞膜、膜通道及其能量供应引起横纹肌损伤。横纹肌细胞膜完整性的破坏，包括肌红蛋白、肌酸磷酸激酶以及离子和小分子毒性物质等细胞内容物漏出，常导致威胁生命的代谢紊乱和急性肾损伤。

二、单项选择题

1. E 2. B 3. D 4. C 5. B 6. C 7. E 8. D 9. C
10. B 11. D 12. D 13. B

三、多项选择题

1. AD 2. ABCE 3. ABDE 4. BCDE 5. ACD
6. ABCD 7. ACDE 8. ADE 9. ABCD 10. ABC

四、问答题

1. 简述肾素分泌调节的肾内机制。

肾内感受器是位于入球小动脉的牵张感受器和致密斑,当肾动脉灌注压降低时,入球小动脉壁受牵拉的程度减小,可刺激肾素释放。反之,当灌注压升高时则肾素释放减少。当肾小球滤过率减少或其他因素导致流经致密斑的小管液中 Na^+ 量减少时,肾素释放增加;反之,通过致密斑处 Na^+ 量增加时则肾素释放减少。

2. 简述急性肾损伤的 AKIN 分期标准。

急性肾损伤的 AKIN 分期标准

分期	血清肌酐指标	尿量指标
1期	绝对值升高≥0.3 mg/dl 或相对升高≥50%	<0.5 ml/(kg·h)(时间>6~12 h)
2期	相对升高>200%~300%	<0.5 ml/(kg·h)(时间≥12 h)
3期	相对升高>300%或在≥4.0 mg/d 基础上再急性升高≥0.5 mg/dl,或开始肾替代治疗或年龄小于18岁,GFR<35 ml/(min·1.73 m²)	少尿<0.3 ml/(kg·h)≥24 h 或无尿≥12 h

3. 简述急性肾损伤的治疗原则。

急性肾损伤的治疗原则:① 积极治疗原发病;② 加强液体管理,维持液体平衡;③ 调节电解质及酸碱平衡;④ 肾脏替代治疗;⑤ 控制感染。

4. 简述横纹肌溶解综合征的临床特征。

横纹肌溶解综合征的临床特征:① 不同程度的肌肉肿胀和肢体无力;② 黑"茶色"小便提示肌红蛋白尿;③ 肌酸激酶及其他肌酶(转氨酶、醛缩酶、乳酸脱氢酶等)均升高;④ 肌酐、尿素、尿酸升高;高钾、低或高钙、高磷及代谢性(乳酸)酸中毒;⑤ 血小板减少或DIC;⑥ 部分患者可发热,白细胞升高;⑦ 30%左右的患者合并AKI;⑧ 创伤性常伴有低血容量休克代谢紊乱及心脏受损。

5. 简述影响肾小球滤过的因素。

影响肾小球滤过的因素:① 肾小球毛细血管血压;② 肾小囊内压;③ 血浆胶体渗透压;④ 肾血浆流量;⑤ 滤过系数。

第七章　重症神经

一、名词解释

1. 血脑屏障
2. 牵张反射
3. 癫痫持续状态
4. 脑卒中
5. 颅内压增高症

二、单项选择题

1. 神经对所支配的组织具有哪两种作用　　　　　　　　　　　　　　　　（　）
    A. 支配性作用和营养性作用　　　B. 功能性作用和协调性作用
    C. 功能性作用和营养性作用　　　D. 定位性作用和营养性作用
    E. 定位性作用和协调性作用
2. 运动性失语，其病变部位在　　　　　　　　　　　　　　　　　　　　（　）
    A. 左侧大脑半球　　　　　　　　B. 右侧大脑半球
    C. 主侧（优势）半球额下回后部　　D. 角回
    E. 第一、二颞回后部
3. 神经营养因子可产生于神经所支配的组织（如肌肉）和哪个细胞　　　　（　）
    A. 毛细血管内皮细胞　　　　　　B. 星形胶质细胞
    C. 血管内皮细胞　　　　　　　　D. 平滑肌细胞
    E. 运动神经细胞
4. 患者需强烈刺激或反复高声呼唤才能唤醒，醒后表情茫然，反应迟钝，只能作简单的回答，这种意识状态是属于　　　　　　　　　　　　　　　（　）
    A. 嗜睡　　B. 浅昏迷　　C. 昏睡　　D. 深昏迷　　E. 中昏迷
5. 节段型分布的痛温觉障碍，无深感觉和触觉障碍，病变部位在　　　　（　）
    A. 后根　　　　　　　　　　　　B. 后角
    C. 脊神经节　　　　　　　　　　D. 脊髓丘脑侧束
    E. 脊髓丘脑前束
6. 病理反射的出现是由于　　　　　　　　　　　　　　　　　　　　　（　）
    A. 脊髓反射弧的损害　　　　　　B. 神经系统兴奋性增高
    C. 基底节受损　　　　　　　　　D. 锥体束损害
    E. 脑干网状结构损害

7. 病变平面以下对侧痛、温觉丧失，同侧深感觉丧失及上运动神经元瘫痪。
   上述症状为 （　）
   A. 上运动神经元瘫痪　　　　　　B. 弛缓性瘫痪
   C. 脊髓横贯性损害　　　　　　　D. 脊髓半切综合征
   E. 交叉性瘫痪

8. 病人能注视检查者及周围的人，貌似觉醒，但不能言语，不能活动，出现大、小便失禁，肌肉松弛，但无锥体束征，考虑 （　）
   A. 无动性缄默症　　　　　　　　B. 去皮质综合征
   C. 失语症　　　　　　　　　　　D. 谵妄
   E. 脊髓横贯性损害

9. 痉挛性偏瘫的患者可以出现的症状，但需除外 （　）
   A. 肌张力增高　　　　　　　　　B. 腱反射亢进
   C. 浅反射减弱或消失　　　　　　D. 病理反射
   E. 瘫痪肌肉的肌束颤动

10. 交感神经的主要功能需除外 （　）
    A. 瞳孔缩小　　　　　　　　　　B. 小支气管舒张
    C. 心跳加快　　　　　　　　　　D. 皮肤及内脏血管收缩
    E. 血压上升

11. 患者行走不稳，夜晚黑暗时加重，行走时双目注视地面，跨步阔大，举足过高，踏步作响，应考虑为 （　）
    A. 小脑性共济失调　　　　　　　B. 前庭功能障碍
    C. 感觉性共济失调　　　　　　　D. 下肢痉挛性轻瘫
    E. 鸭步

12. 正常成人颅内压正常范围在 （　）
    A. 60～120 mmH$_2$O　　　　　　B. 80～160 mmH$_2$O
    C. 60～180 mmH$_2$O　　　　　　D. 80～180 mmH$_2$O
    E. 70～180 mmH$_2$O

13. 病理状态下，成人颅内压超过多少，即为颅内压增高 （　）
    A. 120 mmH$_2$O　　　　　　　　B. 160 mmH$_2$O
    C. 180 mmH$_2$O　　　　　　　　D. 200 mmH$_2$O
    E. 220 mmH$_2$O

14. 当脑出血疑似脑血管畸形时应考虑的检查为 （　）
    A. 头颅 CT 平扫　　　　　　　　B. 脑电图
    C. 脑血管造影　　　　　　　　　D. 头颅 MRI
    E. TCD

15. 脑出血急性期,降颅压治疗后,血压达到何种水平,应考虑降血压治疗 (   )
    A. 收缩压≥140 mmHg,舒张压≥90 mmHg时
    B. 收缩压≥160 mmHg,舒张压≥90 mmHg时
    C. 收缩压≥180 mmHg,舒张压≥100 mmHg时
    D. 收缩压≥200 mmHg,舒张压≥100 mmHg时
    E. 收缩压≥170 mmHg,舒张压≥100 mmHg时
16. 重症肌无力患者应选择的血液净化方式为 (   )
    A. 血液灌流   B. 血浆置换
    C. 血液滤过   D. 血液透析
    D. 血液透析滤过
17. 低温治疗的体温应控制在 (   )
    A. 32~33℃   B. 33~34℃
    C. 34~36℃   D. 36~37℃
    E. 32~36℃
18. 脑出血后脑水肿达到高峰期的时间一般为 (   )
    A. 1~3 天   B. 2~3 天
    C. 3~5 天   D. 5~7 天
    E. 5~8 天

三、多项选择题

1. 副交感神经系统可保持身体在安静状态下的生理平衡,其作用 (   )
    A. 增进胃肠的活动,消化腺的分泌
    B. 瞳孔缩小以减少刺激
    C. 减少肝糖原的生成
    D. 心跳减慢,血压降低
    E. 支气管扩张
2. 颅内压升高的三主征包括 (   )
    A. 头痛   B. 呕吐
    C. 视乳头水肿   D. 意识障碍
    E. 血压升高
3. 有助于重症肌无力临床诊断的检查包括 (   )
    A. 疲劳试验(Jolly 试验)   B. 新斯的明实验
    C. 腾喜龙试验   D. 钾负荷试验
    E. 颈静脉压迫试验

4. 重症肌无力需与之相鉴别的常见疾病包括 ( )
   A. Lambert-Eaton 综合征（肌无力综合征）
   B. 格林-巴利综合征　　　　　　C. 肉毒杆菌中毒
   D. 多发性肌炎　　　　　　　　　E. POEM 综合征

5. 出血性脑卒中脑水肿期可选用的脱水的药物有 ( )
   A. 20%甘露醇　　　　　　　　　B. 呋塞米
   C. 甘油果糖　　　　　　　　　　D. 50%葡萄糖
   E. 人血白蛋白

6. 诱发癫痫发作的药物有 ( )
   A. 氨茶碱　　　　　　　　　　　B. 可卡因
   C. 吗啡　　　　　　　　　　　　D. 三环类抗抑郁药
   E. 呼吸兴奋剂

7. 属于牵张反射的有 ( )
   A. 腱反射　　　　　　　　　　　B. 位相性牵张反射
   C. 伸肌反射　　　　　　　　　　D. 紧张性牵张反射
   E. 肌紧张

8. 血脑屏障的特点包括 ( )
   A. 脑毛细血管内皮细胞间相互"焊接"得十分紧密
   B. 毛细血管内皮细胞外的基底膜是连续的
   C. 毛细血管内皮细胞外的基底膜是间断的
   D. 毛细血管壁外表面积的 85%都被神经胶质细胞的终足所包绕
   E. 新生儿血脑屏障发育不全,通透性较高

9. 下面说法正确的有 ( )
   A. 小脑是最低层次的运动中枢,是完成躯体运动最基本的反射中枢
   B. 中枢神经包括脊髓、脑干、大脑皮层、小脑和基底节
   C. 脑干在运动控制中主要起承上启下的作用
   D. 大脑皮层可以通过直接控制单腿平衡反应
   E. 神经胶质细胞具有支持、滋养神经元的作用,也有吸收和调节某些活性物质的功能

10. 大脑皮层运动区的功能特征有 ( )
   A. 交叉调节支配躯体的运动
   B. 头面部肌肉的支配多数是双侧性的
   C. 具有精细的功能定位
   D. 运动区的定位安排呈身体的倒影
   E. 功能代表区的大小与运动的精细复杂程度有关,运动愈精细而复杂的

肌肉,其代表区愈小

四、问答题

1. 简述意识水平下降的意识障碍分类。
2. 试述基底神经节损害的主要表现。
3. 简述癫痫持续状态的治疗原则。
4. 简述出血性脑卒中的治疗原则。
5. 试述重症肌无力的治疗原则。

参考答案

一、名词解释

1. **血脑屏障**:是指脑毛细血管壁与神经胶质细胞形成的血浆与脑细胞之间的屏障和由脉络丛形成的血浆和脑脊液之间的屏障,这些屏障能够阻止某些物质(多半是有害的)由血液进入脑组织。

2. **牵张反射**:神经支配的骨骼肌受到外力牵拉使其伸长时,能产生反射效应,引起受牵扯的同一肌肉收缩,此称为牵张反射。

3. **癫痫持续状态**:癫痫持续状态是指一次癫痫发作持续30分钟以上或者连续的发作,在间期患者的意识不能恢复至清醒状态。

4. **脑卒中**:是脑血管疾病最严重的并发症,是指急性起病,由于脑局部血液循环障碍所导致的神经功能缺损综合征,临床上表现为一次性或永久性脑功能障碍的症状和体征。高血压、动脉硬化为本病的主要致病因素,多见于中老年人。根据其病理变化分为缺血性脑卒中和出血性脑卒中两大类。

5. **颅内压增高症**:是神经内、外科疾病临床常见的重症病理综合征,是颅脑损伤、脑肿瘤、脑出血、脑积水和颅内炎症等所共有的征象,由于上述疾病使颅腔内容物体积增加,导致颅内压持续在 2.0 kPa(200 mmH$_2$O)以上,从而引起的相应综合征。可出现头痛、呕吐、视乳头水肿、意识障碍等一系列临床表现,严重者可引发脑疝危象,呼吸循环衰竭而死亡。

二、单项选择题

1. C　2. C　3. B　4. C　5. B　6. D　7. D　8. A　9. E
10. A　11. C　12. D　13. D　14. C　15. D　16. B　17. C　18. C

三、多项选择题

1. ABD   2. ABC   3. ABC   4. ABCD   5. ABCE
6. ABDE   7. ABDE   8. ABDE   9. BCDE   10. ABCD

四、问答题

1. 简述意识水平下降的意识障碍分类。

（1）嗜睡：是意识障碍的早期表现，处于睡眠状态，唤醒后定向力基本完整，但注意力不集中，记忆稍差，如不继续对答，又进入睡眠。

（2）昏睡：处于较深睡眠状态，较重的疼痛或言语刺激方可唤醒，作简单模糊的回答，旋即熟睡。

（3）昏迷：意识丧失，对言语刺激无应答反应，可分为浅、中、深昏迷。

2. 试述基底神经节损害的主要表现。

可分为两大类，一类是运动过多而肌紧张不全的综合征，如舞蹈病与手足徐动症等；另一类是运动过少而肌紧张过强的综合征，如震颤麻痹（帕金森病）。舞蹈病与手足徐动症的病变主要位于纹状体，而震颤麻痹的病变主要位于黑质。

3. 简述癫痫持续状态的治疗原则。

（1）监护和一般治疗：密切监测血压、呼吸、脉搏、瞳孔、意识状态等生命体征。维持呼吸道通畅，持续给氧。高热者宜物理降温。

（2）从速控制发作：依据癫痫持续状态的临床类型选择用药。用药原则：必须选用速效药物静脉给药，首剂应足量，发作控制不良时及时、重复给药，对顽固性的病例应多种药物联合使用。发作控制后应给予足够的维持量。可选择的镇静药物有咪达唑仑、丙泊酚、地西泮、氯硝西泮等，必要时可联合应用肌松剂。用药时注意呼吸功能抑制及循环影响。待癫痫诱因去除，抽搐控制，可尝试逐步减量，直至停用，并同时过渡至鼻饲常规抗癫痫药物。

（3）防治脑水肿，保护脑组织。

（4）防治感染，预防和控制并发症。预防性应用抗生素。

（5）积极纠正发作引起的全身性代谢紊乱，水电解质失调及酸中毒，如低血糖、低血钠、低血钙、高渗性状态及肝性脑病。

（6）及时识别和纠正可能的促发因素，并做相应的处理。

（7）应注意所选药物的毒副作用，如氨茶碱、可卡因、异烟肼、三环类抗抑郁药以及所有呼吸兴奋剂均可诱发痫性发作。

4. 简述出血性脑卒中的治疗原则。

（1）一般治疗：静卧，监测血压、呼吸、脉搏、瞳孔、意识状态等生命体征。维持呼吸道通畅，给氧，必要时气管插管或气管切开，机械通气。

（2）脱水降颅压，减轻脑水肿：有条件者可结合 ICP 监测水平，指导脱水降颅压治疗。

（3）控制血压：降颅压治疗后，收缩压≥200 mmHg，舒张压≥100 mmHg 时，应降血压治疗，使血压保持在略高于发病前水平。降压幅度不宜过大，如血压过低，应找出原因及时处理，并选用升压药物。

（4）低温治疗：尽早实施，治疗时间至少持续 48～72 小时，体温应控制在 34～36℃。

（5）手术治疗：主要采用的方法有去骨瓣减压术、开颅血肿清除术、内镜血肿清除术、微创血肿清除术和脑室出血穿刺引流术等。

（6）促进神经功能恢复治疗：康复治疗应尽早进行，全程进行。

5. 试述重症肌无力的治疗原则。

（1）一般治疗：避免感染、过度疲劳等诱发肌无力危象。禁用神经肌肉传递阻滞药物，如氨基糖苷类抗生素、奎尼丁、普萘洛尔、氯丙嗪及肌松剂等。

（2）常规治疗：乙酰胆碱酯酶抑制剂仍然是首选药物。① 溴吡斯的明 15～30 mg/次，每日 3～4 次，口服；② 溴吡斯的明 60 mg/次，每日 3～4 次，口服。

（3）其他治疗：血浆置换；胸腺摘除；糖皮质激素使用；肌无力危象时机械通气治疗等。

第八章　心肺脑复苏

一、名词解释

1. 心肺复苏
2. CPR 基本生命支持
3. CPR 高级生命支持
4. 植物性状态
5. 脑死亡

二、单项选择题

1. 现场心肺复苏包括 A、B、C 三个步骤，首先要做的是哪一项　　　(　　)
   A. 呼救　　　　　　　　　　B. 人工呼吸
   C. 开放气道　　　　　　　　D. 胸外按压
   E. 电除颤

2. 心肺复苏中胸外按压的频率为　　　　　　　　　　　　　　　　(　　)
   A. 至少 80~100 次/分　　　　B. 至少 100 次/分
   C. 至少 120 次/分　　　　　　D. 至少 90 次/分
   E. 至少 60~80 次/分

3. 心肺复苏中胸外按压与人工呼吸的比例为　　　　　　　　　　　(　　)
   A. 30∶2　　B. 15∶2　　C. 30∶1　　D. 15∶1　　E. 20∶1

4. 成人 CPR 进行口对口吹气时，吹气的频率为　　　　　　　　　(　　)
   A. 8~10 次/分　　　　　　　B. 20~24 次/分
   C. 5~6 次/分　　　　　　　 D. 12~20 次/分
   E. 7~8 次/分

5. 心肺复苏时胸外按压的部位为　　　　　　　　　　　　　　　　(　　)
   A. 双乳头之间胸骨正中部　　B. 心尖部
   C. 胸骨中段　　　　　　　　D. 胸骨左缘第五肋间
   E. 胸骨下段

6. 成人心肺复苏时胸外按压的深度为　　　　　　　　　　　　　　(　　)
   A. 至少胸廓前后径的一半　　B. 至少 3 cm
   C. 至少 5 cm　　　　　　　　D. 至少 6 cm
   E. 至少 4 cm

7. 使用单向波除颤仪，电击能量选择为　　　　　　　　　　　　　(　　)

A. 200 J B. 300 J
C. 360 J D. 150 J
E. 120 J

8. 使用双向波除颤仪，电击能量选择为 （   ）
   A. 100 J B. 100~150 J
   C. 150~200 J D. 300 J
   E. 360 J

9. 成人心肺复苏时打开气道的最常用方式为 （   ）
   A. 仰头举颏法 B. 双手推举下颌法
   C. 托颏法 D. 环状软骨压迫法
   E. 开口器法

10. 现场救护的"生命链"中第二个环节是 （   ）
    A. 早期呼救 B. 早期高级心肺复苏
    C. 早期心脏电除颤 D. 早期高级生命支持
    E. 早期心肺复苏

11. 现场进行徒手心肺复苏时，伤病员的正确体位是 （   ）
    A. 侧卧位 B. 仰卧在比较舒适的软床上
    C. 仰卧在坚硬的平面上 D. 俯卧位
    E. 仰卧在硬板床上

12. 心肺复苏时应尽量减少中断胸外按压，中断胸外按压的时间应 （   ）
    A. 不超过 10 秒 B. 不超过 5 秒
    C. 不超过 20 秒 D. 不超过 1 分
    E. 不超过 30 秒

13. 被目击的非创伤心搏骤停患者中最常见的心律为 （   ）
    A. 心脏停搏 B. 无脉性室颤
    C. 室颤 D. 电-机械分离
    E. 室上速

14. 对被目击的短暂室颤患者的最佳处理措施为 （   ）
    A. 胸外按压 B. 静脉推注利多卡因
    C. 静脉推注胺碘酮 D. 立即除颤
    E. 捶击心前区

15. 无脉性心脏停搏患者两次心跳检查之间应 （   ）
    A. 先给予约 5 组（或者约 2 分钟）心肺复苏
    B. 行 12 导联心电图检查
    C. 建立深静脉通道

D. 准备电除颤

E. 人工呼吸

16. 心肺复苏时急救者在电击除颤后应 ( )

    A. 立即检查心跳或脉搏

    B. 先行胸外按压,再进行心跳检查

    C. 立即进行心电图检查

    D. 调节好除颤仪,准备第二次除颤

    E. 人工呼吸

17. 急救医疗服务体系的救援人员对无目击者的心脏停搏患者除颤前应( )

    A. 心前区叩击

    B. 先行约5组(约2分钟)心肺复苏后,再行除颤

    C. 不需要其他处理,立即进行电除颤

    D. 先给予静脉推注胺碘酮再除颤

    E. 建立静脉通道

18. 心脏停搏时推荐的每次吹气时间为 ( )

    A. 超过1秒   B. 超过2秒

    C. 小于1秒   D. 与呼气时间等同

    E. 快速用力吹气

19. 心跳停止时间是指 ( )

    A. 循环停止到重建人工循环的时间

    B. 循环停止到心脏复跳的时间

    C. 发现心跳停止到重建人工循环的时间

    D. 发现心跳停止到心脏复跳的时间

    E. 以上都不是

20. 心搏骤停紧急处理原则中,下列哪项是错误的 ( )

    A. 迅速开始人工呼吸

    B. 开始胸外按压前需待心电图确诊

    C. 立即开放静脉输液通道

    D. 立即开始胸外按压

    E. 准备好电击除颤

21. 胸外电击除颤时,电极板安放的位置应在 ( )

    A. 心尖区后胸壁

    B. 左第二肋间前胸壁,心尖区

    C. 左第二肋间前胸壁,心尖区后胸壁

    D. 右第二肋间前胸壁,心尖区或心尖区后胸壁

E. 以上都可以

22. 心跳复苏后,最容易出现的继发性病理改变是 （　　）
   A. 心肌缺血性损害　　　　　　　B. 肺水肿
   C. 脑缺氧性损害　　　　　　　　D. 肝小叶中心坏死
   E. 肾小管坏死

23. 使用 AED 的正确步骤是 （　　）
   A. 停止按压,离开患者→打开电源→粘贴电极片,将电极导线插入插孔→分析心律→在 AED 的指引下进行除颤
   B. 粘贴电极片→打开电源→将电极导线插入插孔→停止按压,离开患者,分析心律→在 AED 的指引下进行除颤
   C. 打开电源→粘贴电极片,将电极导线插入插孔→停止按压,离开患者,分析心律→在 AED 的指引下进行除颤
   D. 粘贴电极片→打开电源→停止按压,离开患者→将电极导线插入插孔→停止按压,离开患者,分析心律→在 AED 的指引下进行除颤
   E. 打开电源→将电极导线插入插孔,粘贴电极片→停止按压,离开患者,分析心律→在 AED 的指引下进行除颤

24. 对目击心搏骤停的患者,正确的电除颤的策略是 （　　）
   A. 连续 3 次除颤
   B. 盲目除颤
   C. 尽早连续 3 次除颤
   D. 尽早 1 次除颤后,马上恢复胸外按压
   E. 先行 2 分钟的 CPR,再行除颤

25. 如果看见一位 50 岁的男性突然倒下,你让别人打"120"急救电话,自己开始做心肺复苏,你已经高质量地完成了生存链中的前两个环节,则提高该男子生存率的第三环节是 （　　）
   A. 给予药物治疗
   B. 将该男子转送至医院进一步治疗
   C. 给予电击除颤
   D. 等待能够做心肺复苏的医护人员到来
   E. 建立人工气道

三、多项选择题

1. 心搏骤停紧急处理原则中,下列正确的有 （　　）
   A. 迅速开始人工呼吸
   B. 开始胸外按压前需待心电图确诊

C. 立即开放静脉输液通道

D. 立即开始胸外按压

E. 准备好电击除颤

2. 昏迷患者解除上呼吸道梗阻的基本手法有 （   ）

    A. 仰头抬颏法   B. 侧头抬颏法

    C. 托颌法   D. 头部平举法

    E. 仰头抬颈法

3. 关于心肺复苏后处理的主要内容，以下正确的是 （   ）

    A. 体温控制   B. 呼吸循环支持

    C. 抽搐/肌阵挛的处理   D. 血糖控制

    E. 镇静治疗

4. 判断呼吸骤停的方法以下正确的是 （   ）

    A. 观察胸廓起伏   B. 听呼吸音

    C. 气管插管   D. 面颊感觉气息

    E. 观察腹部起伏

5. 以下哪几项是心肺复苏有效的指标 （   ）

    A. 瞳孔由大变小

    B. 面色由发绀转为灰白

    C. 每按压一次可触摸到颈动脉一次搏动，若中止按压搏动亦消失

    D. 有眼球活动，睫脊反射与对光反射出现

    E. 自主呼吸出现

6. 下列胸外心脏按压的要点正确的是 （   ）

    A. 按压部位大致为胸部中央相当于双乳头连线水平

    B. 按压频率至少 100 次/分

    C. 按压深度至少为 5 cm

    D. 成人 CPR 按压/通气比双人按照 30∶2，单人可按照 15∶2

    E. 实施 CPR 者按压和通气应分工明确，不宜轮换进行

7. 关于植物性状态的诊断标准，下列选项正确的有 （   ）

    A. 没有自我和环境意识的表现

    B. 没有语言理解或表达的证据

    C. 存在大小便失禁

    D. 颅神经反射和脊髓反射完全消失

    E. 存在一定睡眠觉醒周期的间断觉醒状态

8. 心搏骤停的用药途径有 （   ）

    A. 静脉途径   B. 骨髓腔途径

  C. 气管途径   D. 肌注途径

  E. 皮下途径

9. 下列哪些是心肺复苏时的常用药物 （　　）

  A. 肾上腺素   B. 碳酸氢钠

  C. 阿托品   D. 胸腺肽

  E. 胺碘酮

10. 关于脑死亡的定义，下列错误的是 （　　）

  A. 全脑（包括脑干）功能不可逆性丧失的状态

  B. 诊断包括先决条件、临床判定、确认试验和观察时间四方面

  C. 临床表现为深昏迷、脑干反射全部消失和无自主呼吸

  D. 多次心电图呈电静息方可确认

  E. 脑死亡首次判定后，6 小时复查无变化可判定

四、问答题

1. 心肺复苏的"生命链"包括哪几个环节？
2. 心肺复苏指南中要求的注重高质量 CPR 是指什么？
3. CPR 的基础生命支持包括哪些内容？
4. 关于 CPR 人工呼吸的要求有哪些？
5. 早期除颤的理由是什么？
6. 心脏骤停的可治疗病因 5H 包括哪些？
7. 心脏骤停的可治疗病因 5T 包括哪些？
8. 在 CPR 期间，为什么过度通气是有害的？
9. 如果气管插管患者的情况恶化，考虑发生了哪些情况？
10. 简述心肺复苏有效的指标。

参 考 答 案

一、名词解释

1. 心肺复苏：是指针对心跳呼吸骤停采取的抢救措施。

2. CPR 基本生命支持（basic life support, BLS）：是心脏骤停后挽救生命的基础，主要包括突发心脏骤停（SCA）的识别、紧急反应系统的启动、早期心肺复苏（CPR）、迅速使用自动体外除颤仪（AED）除颤。

3. CPR 高级生命支持（advanced life support, ALS）：是基本生命支持的延续，是以高质量的复苏技术、复苏器械、设备和药物治疗，力争最佳疗效和

预后的复苏阶段,是生存链中重要环节。ALS主要措施包括气道管理、通气支持、恢复和维持自主循环、药物治疗和生理参数监测。

4. 植物性状态:是指具有睡眠-觉醒周期、丧失自我和环境意识、但保留部分或全部下丘脑-脑干自主功能的一种临床状态。

5. 脑死亡:是指全脑(包括脑干)功能不可逆性丧失的状态。

二、单项选择题

1. D 2. B 3. A 4. A 5. A 6. C 7. C 8. C 9. A
10. E 11. C 12. A 13. C 14. D 15. A 16. B 17. B 18. A
19. A 20. B 21. D 22. C 23. C 24. D 25. C

三、多项选择题

1. ACDE 2. AC 3. ABCD 4. ABDE 5. ADE
6. ABC 7. ABCE 8. ABC 9. ABCE 10. DE

四、问答题

1. 心肺复苏"生命链"包括哪几个环节?

(1) 立即识别心脏停搏并启动应急反应系统;

(2) 尽早实施心肺复苏,强调首先胸外按压;

(3) 快速除颤;

(4) 有效的高级生命支持;

(5) 综合的心脏骤停后治疗。

2. 心肺复苏指南中要求的注重高质量CPR是指什么?

(1) 给予足够频率的胸外按压(至少100次/分);

(2) 给予足够深度的胸外按压:成人按压深度至少5 cm;婴儿和儿童深度至少达到胸廓前后径的1/3或婴儿4 cm,儿童5 cm。

(3) 每次按压后让胸廓完全回弹;

(4) 将中断按压减到最少;

(5) 避免过度通气。

3. CPR的基础生命支持包括哪些内容?

(1) 突发心脏骤停的识别;

(2) 紧急反应系统的启动;

(3) 早期胸外按压,人工呼吸;

(4) 迅速使用自动体外除颤仪(AED)除颤。

4. 关于CPR人工呼吸的要求有哪些?

(1) 每次人工呼吸的时间要在1秒之上；

(2) 给予足够的潮气量以使可见到胸廓抬起；

(3) 采用的按压-通气比为30∶2；

(4) 当2人CPR在建立了高级气道后，每6~8秒进行一次呼吸，而不必在两次按压间才同步进行（及呼吸频率8~10次/分），在通气时不需要停止胸外按压。

5. 早期除颤的理由是什么？

(1) 心脏骤停最常见和最初发生的心律失常是心室纤颤；

(2) 电除颤是终止心室纤颤最有效的方法；

(3) 随着时间的推移，成功除颤的机会迅速下降；

(4) 若不能及时终止室颤，有可能在数分钟内转变为心室停顿等更加难治的心律失常。

6. 心脏骤停的可治疗病因5H包括哪些？

(1) 低氧血症(hypoxia)；

(2) 低血容量(hypovolemia)；

(3) 酸中毒(hydrogenion, acidosis)；

(4) 低/高钾血症(hypo/hyperkalemia)；

(5) 低体温(hypothermia)。

7. 心脏骤停的可治疗病因5T包括哪些？

(1) 中毒(toxin)；

(2) 心脏压塞(tamponade cardiac)；

(3) 张力性气胸(tension pneumothorax)；

(4) 肺栓塞(thrombosis, pulmonary)；

(5) 冠状动脉血栓(thrombosis, coronary)。

8. 在CPR期间，为什么过度通气是有害的？

(1) 增加胸廓内压力，阻止静脉血的回流，因此减少了心输出量、大脑血流量和冠脉的灌注；

(2) 导致空气滞留，对有气道阻力的病人造成气道气压伤；

(3) 对于没有高级气道支持的病人，增加反胃和吸入的风险。

9. 如果气管插管患者的情况恶化，考虑可能发生了哪些情况？

(1) 导管移位(displacement of the tube)；

(2) 导管阻塞(obstruction of the tube)；

(3) 气胸(pneumothorax)；

(4) 设备故障(equipment failure)。

10. 简述心肺复苏有效的指标。

在急救中判断心肺复苏是否有效,可以根据下列五方面进行综合评价:

(1) 瞳孔:复苏有效时,瞳孔由大变小;如瞳孔由小变大、固定,则说明复苏无效。

(2) 面色:复苏有效时,面色由发绀转为红润,若变为灰白,则说明复苏无效。

(3) 颈动脉搏动:按压有效时,每按压一次可触摸到颈动脉一次搏动,若中止按压搏动亦消失,则应继续进行胸外按压,如果停止按压后脉搏仍然存在,说明病人心搏已恢复。

(4) 神志:复苏有效时,可见患者有眼球活动,睫脊反射与对光反射出现,甚至手脚开始活动。

(5) 出现自主呼吸:自主呼吸出现说明心肺复苏有效,但并不意味可以停止人工呼吸,如果自主呼吸微弱,仍应坚持口对口呼吸。

第九章　多发性创伤

一、名词解释

1. 多发性创伤
2. 限制性液体复苏
3. 自体输血
4. 脊髓休克
5. 脊髓震荡
6. 脊髓半切综合征
7. 创伤性窒息
8. 损伤控制外科
9. 重度颅脑外伤

二、单项选择题

1. 诊断腹腔内脏器损伤简单易行的方法是　　　　　　　　　　　　　　　　（　　）
   A. 检查血常规和红细胞压积　　　　B. 超声波检查
   C. 腹穿或腹腔灌洗　　　　　　　　D. 选择性血管造影
   E. 腹腔 CT
2. 创伤治疗中优先抢救的急症不包括　　　　　　　　　　　　　　　　　　（　　）
   A. 心搏骤停　　　　　　　　　　　B. 窒息
   C. 大出血、休克　　　　　　　　　D. 开放性气胸
   E. 腹部内脏脱出
3. 限制性液体复苏的目的　　　　　　　　　　　　　　　　　　　　　　　（　　）
   A. 适当恢复组织器官的血液灌注
   B. 快速纠正血压至正常或正常偏高
   C. 改善患者微循环
   D. 保持患者尿量大于 100 ml/h
   E. 改善患者心功能
4. 限制性液体复苏目标血压　　　　　　　　　　　　　　　　　　　　　　（　　）
   A. 80~90/50~60 mmHg(平均动脉压 65 mmHg)
   B. 90~100/50~60 mmHg(平均动脉压 60 mmHg)
   C. 100~120/50~60 mmHg(平均动脉压 65 mmHg)
   D. 100~120/60~70 mmHg(平均动脉压 75 mmHg)
   E. 100~110/50~60 mmHg(平均动脉压 70 mmHg)
5. 创伤性脑损伤,应将收缩压控制在　　　　　　　　　　　　　　　　　　（　　）

A. 90 mmHg 以上 B. 100 mmHg 以上
C. 80 mmHg 以上 D. 80 mmHg 以下
E. 90 mmHg 以下

6. 创伤失血性休克液体复苏和抢救成功的关键是 （ ）
   A. 大量输血 B. 纠正低血压
   C. 早期积极液体复苏 D. 给予止血药物治疗
   E. 正确把握手术时机,确定性止血

7. 损伤控制外科的核心是什么 （ ）
   A. 追求完美手术
   B. 尽快地控制出血,减轻污染
   C. 早期进行彻底手术,尽早解决各种外伤损伤
   D. 广泛切除毁损组织,重建修复组织器官
   E. 对活动性大出血者及早进行充分的液体复苏

8. 严重多发性创伤的抢救程序不包括下面哪项 （ ）
   A. 保证呼吸道通畅及给氧 B. 补液及输血扩充血容量
   C. 监测心泵功能 D. 紧急控制出血
   E. 加强抗感染治疗

9. 降低颅内压的最有效药物是 （ ）
   A. 甘露醇 B. 甘油果糖
   C. 呋塞米 D. 高渗盐水
   E. 50％葡萄糖

10. 唯一被 FDA 批准的治疗脊髓损伤药物是 （ ）
    A. 甲泼尼龙 B. 神经节苷脂
    C. 东莨菪碱 D. 甲钴胺
    E. 甘露醇

11. 对于创伤患者,常用"CRASH-PLAN"指导全面体检,其中 S 指哪一个部位
    （ ）
    A. 气道 B. 腹部
    C. 脊柱 D. 头颅
    E. 骨盆

12. 急性颅脑损伤影像学检查首选 （ ）
    A. X 线 B. CT
    C. MRI D. 脑血管造影
    E. 脑电活动

三、多项选择题

1. 下列哪些患者不适合限制性液体复苏　　　　　　　　　　（　　）
   A. 颅脑外伤患者
   B. 需要经过长途运输的野外伤病员
   C. 合并心脑血管病的老年人
   D. 钝性损伤的病人
   E. 出血尚未控制，生命体征不稳定的创伤失血患者

2. 创伤失血性休克早期积极复苏可能导致并发症与死亡率的上升，主要原因是　　　　　　　　　　　　　　　　　　　　　　　　　　　（　　）
   A. 导致患者心衰发作
   B. 随着血压的回升，保护性血管痉挛解除，使血管扩张
   C. 输入的液体降低了血液的黏稠度，增加了出血量
   D. 在活动性出血控制前，大量的液体复苏可能严重扰乱机体的内环境，加重酸中毒
   E. 小血管内已形成的血栓被冲掉，使已停止的出血重新开始

3. 损伤控制外科的首要任务　　　　　　　　　　　　　　　（　　）
   A. 纠正凝血功能障碍　　　　B. 纠正酸中毒
   C. 控制出血　　　　　　　　D. 控制污染
   E. 彻底手术治疗

4. 低灌流状态代谢性酸中毒治疗的基本原则是　　　　　　　（　　）
   A. 扩容
   B. 提高红细胞压积和血红蛋白浓度
   C. 提高动脉氧分压
   D. 提高碱贮备
   E. 降低动脉二氧化碳分压

5. 损伤控制外科可以分为哪几个阶段处理　　　　　　　　　（　　）
   A. 早期充分液体复苏　　　　B. 早期彻底手术
   C. 快速控制伤情　　　　　　D. 重症医学科复苏
   E. 确定性手术

6. 下列哪些是外伤性血管损伤的 DSA 表现　　　　　　　　（　　）
   A. 造影剂外溢，呈条状、片状或团状积聚甚至喷射状
   B. 真性动脉瘤形成　　　　　C. 动静脉瘘
   D. 动脉管壁毛糙、不规则　　E. 血管狭窄、闭塞

7. 下面哪些是骨盆骨折时可能出现的临床并发症　　　　　　（　　）

A. 腹膜后血肿　　　　　　　　　B. 膀胱破裂
C. 直肠损伤　　　　　　　　　　D. 耻骨联合处皮肤淤斑
E. 失血性休克

8. 多发性创伤的早期救治应采取的措施包括下列　　　　　（　　）
A. 气道通畅　　　　　　　　　　B. 输液输血
C. 控制出血　　　　　　　　　　D. 营养支持
E. 抗休克

9. 创伤性窒息临床表现　　　　　　　　　　　　　　　　（　　）
A. 头颈部、肩部、上胸部皮肤淤斑及出血点
B. 皮肤黄染　　　　　　　　　　C. 鼓膜穿破、耳鸣和暂时性耳聋
D. 视网膜或视神经出血　　　　　E. 昏迷、窒息、心搏骤停

10. 多发性创伤患者,下列哪些是损伤控制性手术的指征　　（　　）
A. 严重休克　　　　　　　　　　B. 严重酸中毒(pH≤7.18)
C. 骨折　　　　　　　　　　　　D. 低体温(≤35℃)
E. 耗时过长的手术

四、问答题

1. 简述重型颅脑外伤手术适应证。
2. 简述骨盆骨折 Tile 分类。
3. 回收式自体输血的并发症有哪些?
4. 试述损伤控制外科的目的。
5. 试述损伤控制外科的治疗原则。
6. 试述损伤控制外科 ICU 复苏的主要任务。
7. 简述颅内压监测指征及方法。

参 考 答 案

一、名词解释

1. 多发性创伤:是单一创伤因素造成 2 个或 2 个以上解剖部位损伤且至少 1 个部位威胁生命,多发性创伤不是各部位创伤的简单叠加,而是伤情彼此掩盖、有互相作用的症候群。

2. 限制性液体复苏:亦称低压性液体复苏或延迟液体复苏,是指机体处于有活动性出血的创伤失血休克时,通过控制液体输入的速度,使血压维持在较低水平,直至彻底止血。

3. 自体输血：是指采集或收集患者自身的血液或血液成分,经适当的保存或处理后回输给患者本人,以满足本人手术或紧急情况时需要的一种输血疗法。

4. 脊髓休克：脊髓遭受严重创伤和病理损害时即可发生功能的暂时性完全抑制,临床表现以迟缓性瘫痪为特征,各种脊髓反射包括病理反射消失及二便功能均丧失。可有低血压或心排出量降低、心动过缓、体温降低及呼吸功能障碍等。

5. 脊髓震荡：脊髓损伤后出现短暂性功能抑制状态。临床表现为受伤后损伤平面以下立即出现迟缓性瘫痪,经过数小时至两天,脊髓功能即开始恢复,且日后不留任何神经系统的后遗症。

6. 脊髓半切综合征：也称 Brown-Sequard 综合征,损伤水平以下,同侧肢体运动瘫痪和深感觉障碍,而对侧痛觉和温度觉障碍,但触觉功能无影响。

7. 创伤性窒息：系由严重胸部挤压伤所致。在胸部挤压瞬间受伤者声门紧闭,气道和肺内空气不能排除,而胸腔内压力骤升,迫使静脉血流挤回上半身,引起头、肩部、上胸组织毛细管破裂,造成点状出血。

8. 损伤控制外科：主要是指针对那些严重创伤病人,改变以往在一开始就进行复杂、完整手术的策略,而采用分期手术的方法,首先以快捷、简单的操作,控制伤情的进一步恶化,使遭受严重创伤的病人获得复苏的时间和机会,然后再进行完整、合理的手术或分期手术。

9. 重度颅脑外伤：是指广泛颅骨骨折、广泛脑挫裂伤、脑干损伤或颅内血肿。表现为深昏迷、昏迷时间 12 小时以上、意识障碍逐渐加重或再次出现昏迷,伴有明显神经系统阳性体征及生命体征变化。它具有病情急、危、重,病程长,死亡率高的特点。

二、单项选择题
1. C 2. E 3. A 4. A 5. A 6. E 7. B 8. E 9. A
10. A 11. C 12. B

三、多项选择题
1. ABCD 2. BCDE 3. CD 4. ABCD 5. CDE
6. ACDE 7. ABCE 8. ABCE 9. ACDE 10. ABDE

四、问答题
1. 简述重型颅脑外伤手术适应证。
(1) 颅内有占位性病变,如硬膜外、下或脑内血肿的患者,伴有以下指征:

单侧瞳孔扩大者;有局部脑受压症状;中线移位>5 mm;ICP>25 mmHg;有脑疝的征象者;

(2) 开放性伤口,如头皮裂开、颅骨凹陷、硬膜缺损和脑组织外露等;

(3) 后颅凹血肿;

(4) 广泛性脑挫裂伤,意识出现进行性恶化,颅高压危象者,可考虑行去骨瓣减压术。

2. 简述骨盆骨折 Tile 分类。

(1) A 型(稳定型):骨盆环骨折,移位不大,未破坏骨盆环的稳定性;

(2) B 型(旋转不稳定型):骨盆的旋转稳定性遭受破坏,但垂直方向并无移位,仅发生了旋转不稳定;

(3) C 型(旋转与垂直不稳定):骨盆骨折既发生旋转移位,又发生垂直移位,C1 单侧骶髂关节脱位,C2 双侧骶髂关节脱位,C3 骶髂关节脱位并有髋臼骨折。

3. 回收式自体输血的并发症有哪些?

(1) 出血倾向:由于回输血液中缺乏凝血因子和血小板,回输量超过 1 500 ml,可能发生出血倾向。

(2) 高血红蛋白血症和急性肾衰竭:非洗涤血液回输可引起短暂游离血红蛋白增高。当患者游离血红蛋白超过 1 300 mg/L 时,有可能引起血红蛋白尿及急性肾衰竭。

(3) 感染。

(4) 回收血液综合征:沉积于离心器表面的血小板-白细胞微聚体不容易被生理盐水冲洗去,可产生多种凝血前质和炎症介质,回输给患者可引起 DIC/ARDS。

4. 试述损伤控制外科的目的。

① 救命、保全伤肢;② 控制污染;③ 避免生理潜能进行性耗竭;④ 为计划确定性手术赢得时机。

5. 试述损伤控制外科的治疗原则。

包括三个阶段。第 1 阶段:早期手术,用最简单的方法控制出血和污染,快速关腹;第 2 阶段:重症监护室的复苏,包括纠正低体温、凝血功能障碍、酸中毒和呼吸支持;第 3 阶段:当患者条件允许时实施确定性手术。

6. 试述损伤控制外科 ICU 复苏的主要任务。

(1) 恢复血容量,维持血流动力学稳定;

(2) 复温,保持室温,应用各种装置使患者恢复热平衡;

(3) 纠正凝血机制紊乱;

(4) 纠正代谢性酸中毒;

(5) 应用广谱抗生素预防和控制感染，预防并发症，防治多器官功能障碍和多器官功能衰竭；

(6) 待患者生理功能基本恢复正常后，即可按计划进行确定性手术。

7. 简述颅内压监测指征及方法。

(1) 重型颅脑损伤 GCS8 分以下，且 CT 扫描异常。

(2) 年龄 40 岁以上，收缩压<90 mmHg，有一侧或双侧姿势反应为三项不利因素，凡是 CT 检查正常但有两项不利因素也应监测。

(3) 伤后昏迷并且瞳孔紊乱。

(4) 术中脑组织肿胀。

(5) 伤后曾出现低血压或低氧血症。

(6) 入院后未行颅内压监测，但出现迟发性异常者。颅内压监测方法有：硬膜外压监测、硬脑膜下压监测、脑室内压监测。

第十章 重症出血和凝血障碍

一、名词解释

1. 蛋白 C
2. 内源性凝血途径
3. DIC
4. 血栓性血小板减少性紫癜
5. 获得性凝血病

二、单项选择题

1. 在启动外源性凝血过程中起主要作用的是　　　　　　　　　　（　）
   A. 血小板　　B. 因子Ⅶ　　C. 因子Ⅻ　　D. 因子Ⅲ　　E. 凝血酶
2. 组织因子与因子Ⅶa复合物促进凝血酶原激活物的形成是因为激活了
　　　　　　　　　　　　　　　　　　　　　　　　　　　　　（　）
   A. 因子Ⅷ　　B. 因子Ⅸ　　C. 因子Ⅹ　　D. 因子Ⅺ　　E. 因子Ⅻ
3. 组织因子与因子Ⅶa复合物(TF-Ⅶa)经传统通路可激活　　　　（　）
   A. 因子Ⅴ　　B. 因子Ⅹ　　C. 因子Ⅲ　　D. 因子Ⅺ　　E. 因子Ⅸ
4. 在抗凝系统中不属于丝氨酸蛋白酶抑制物的是　　　　　　　　（　）
   A. 抗凝血酶-Ⅲ　　　　　　　　B. α_1-抗胰蛋白酶
   C. 蛋白 C　　　　　　　　　　D. C_1 抑制物
   E. 肝素辅助因子Ⅱ
5. 使抗凝血酶-Ⅲ灭活凝血酶作用明显增强,并在血管内皮细胞表达的是
　　　　　　　　　　　　　　　　　　　　　　　　　　　　　（　）
   A. PGI_2　　　　　　　　　　B. NO
   C. ADP 酶　　　　　　　　　　D. 活化蛋白 C
   E. 硫酸乙酰肝素
6. 激活的蛋白 C 可水解下列哪种凝血因子　　　　　　　　　　（　）
   A. 因子Ⅱ　　B. 因子Ⅲ　　C. 因子Ⅴ　　D. 因子Ⅶ　　E. 因子Ⅹ
7. 不受维生素 K 缺乏影响的凝血因子是　　　　　　　　　　　（　）
   A. 因子Ⅱ　　B. 因子Ⅹ　　C. 因子Ⅶ　　D. 因子Ⅸ　　E. 因子Ⅲ
8. 使抗凝血酶-Ⅲ(AT-Ⅲ)消耗增多的情况是　　　　　　　　　（　）
   A. 肝功能严重障碍　　　　　　B. 口服避孕药
   C. DIC　　　　　　　　　　　　D. 肾病综合征
   E. AT-Ⅲ缺乏、异常症

9. 导致DIC发生的关键环节是 （ ）
   A. 因子XII的激活 B. 凝血酶大量生成
   C. 因子III的大量入血 D. 纤溶酶原激活物的生成
   E. 因子V的激活
10. 肝素抗凝作用机制是 （ ）
    A. 维生素K拮抗剂 B. 抑制血小板功能
    C. 强化抗凝血酶III功能 D. 激活纤溶酶原
    E. 加强血小板功能
11. 华法林中毒时主要解毒剂是 （ ）
    A. 维生素K_1 B. 维生素K_3
    C. 维生素C D. 维生素B_{12}
    E. 氯甲苯酸
12. 治疗肝素过量引起的出血应选用 （ ）
    A. 维生素 B. 鱼精蛋白
    C. 去甲肾上腺素 D. 氨甲苯酸
    E. 维生素K_1
13. 枸橼酸盐作为局部抗凝剂用于CRRT治疗中,其机理为枸橼酸根离子与血液中哪种电解质结合,从而达到抑制凝血功能的作用 （ ）
    A. 钙离子 B. 钠离子
    C. 钾离子 D. 镁离子
    E. 氯离子
14. 稀释性凝血病常见的发病因素为 （ ）
    A. 感染性休克 B. 失血性休克
    C. 过敏性休克 D. 心源性休克
    E. DIC
15. 引发DIC最常见的原因是 （ ）
    A. 感染 B. 恶性肿瘤
    C. 病理产科 D. 手术
    E. 创伤
16. DIC最常见的临床表现是 （ ）
    A. 出血 B. 休克
    C. 微循环衰竭 D. 微血管栓塞
    E. 微血管溶血
17. 中止DIC病理过程,减轻器官损伤,重建凝血-抗凝平衡的重要措施是 （ ）

  A. 治疗基础疾病及消除诱因　　　　B. 抗凝治疗
  C. 补充血小板及凝血因子　　　　　D. 抗纤溶药物
  E. 溶栓疗法
18. 血栓性血小板减少性紫癜的首选治疗是　　　　　　　　　　　　（　　）
  A. 血浆输注　　　　　　　　　　　B. 血浆置换
  C. 肾上腺皮质激素　　　　　　　　D. 大剂量免疫球蛋白
  E. 利妥昔单抗（抗 CD20 单抗）

三、多项选择题

1. 体内存在的生理性抗凝物质有　　　　　　　　　　　　　　　（　　）
  A. 蛋白 C　　　　　　　　　　　　B. α_2 抗纤溶酶
  C. α_2 巨球蛋白　　　　　　　　D. 组织因子途径抑制物
  E. Ca^{2+}

2. 可引起纤溶功能亢进的情况有　　　　　　　　　　　　　　　（　　）
  A. AT-Ⅲ缺乏症　　　　　　　　　 B. 蛋白 S 缺乏
  C. 肝癌　　　　　　　　　　　　　D. DIC
  E. 溶栓治疗

3. 血管内皮细胞可产生　　　　　　　　　　　　　　　　　　　（　　）
  A. 硫酸乙酰肝素　　　　　　　　　B. 凝血酶调节蛋白
  C. 纤溶酶原激活物抑制物　　　　　D. 组织因子途径抑制物
  E. 肝素

4. 引起急性 DIC 常见的原因有　　　　　　　　　　　　　　　（　　）
  A. 恶性肿瘤　　　　　　　　　　　B. 严重创伤
  C. 严重感染　　　　　　　　　　　D. 异型输血
  E. 抗凝治疗

5. 获得性凝血病主要包括　　　　　　　　　　　　　　　　　　（　　）
  A. 稀释性凝血病　　　　　　　　　B. 功能性凝血病
  C. 消耗性凝血病　　　　　　　　　D. 血栓性血小板减少性紫癜
  E. 血友病

6. DIC 的治疗以下说法正确的有　　　　　　　　　　　　　　　（　　）
  A. 早期抗凝治疗　　　　　　　　　B. 治疗原发病
  C. 全身器官支持　　　　　　　　　D. 输血和止血
  E. 抗生素

7. 典型的 DIC 根据其发病机制和临床特点可分为三期　　　　　（　　）
  A. 消耗性低凝期　　　　　　　　　B. 高凝期

C. 原发性纤溶功能亢进期　　　　　D. 继发性纤溶功能亢进期

E. 严重出血期

8. DIC 肝素使用的指征包括　　　　　　　　　　　　　　　　（　　）

A. DIC 早期(高凝期)

B. 血小板及凝血因子进行性下降,微血管栓塞表现明显的患者

C. 低凝期病因不能去除,在补充凝血因子情况下使用

D. 蛇毒所致的 DIC

E. DIC 晚期

9. 枸橼酸钠抗凝剂的特点有　　　　　　　　　　　　　　　（　　）

A. 是枸橼酸根离子与血中钙离子结合,使血中钙离子减少,凝血过程受到抑制,从而阻止血液凝固

B. 具有对体内凝血系统影响小,出血并发症少等特点

C. 除作为体外血液制品抗凝保存液外,也是连续性肾脏替代治疗抗凝的重要方法之一

D. 其抗凝原理主要是通过抑制内源性凝血途径

E. 其主要适应证是用于体外局部抗凝血

10. 血栓性血小板减少性紫癜的临床表现包括　　　　　　　　　（　　）

A. 血小板减少引起的出血

B. 微血管病性溶血性贫血

C. 神经精神症状:意识障碍、谵妄、精神错乱,头痛、失语、惊厥、视力障碍和偏瘫等

D. 肾脏损害:可见蛋白尿和管型,但肉眼血尿不常见。严重者可因肾皮质坏死导致急性肾衰竭

E. 肝脏损害

四、问答题

1. 简述机体的凝血过程。

2. 简述凝血病的常见分类及发生机理。

3. 简述 DIC 的治疗原则。

4. 消耗性凝血病的临床表现有哪些?

5. 血栓性血小板减少性紫癜的主要治疗方法有哪些?

参考答案

一、名词解释

1. 蛋白C：是一种由肝脏合成的糖蛋白，属蛋白酶类凝血抑制物，以酶原形式存在于血液中；其被凝血酶激活转变成活化蛋白C时，激活的蛋白C可灭活因子Ⅴa和Ⅷa，从而发挥抗凝作用。

2. 内源性凝血途径：是指参加的凝血因子全部来自血液（内源性）；凝血途径是指从因子Ⅻ激活，到因子Ⅹ激活的过程。临床上常以活化部分凝血活酶时间（APTT）来反映体内内源性凝血途径的状况。

3. DIC：是一种在许多疾病基础上，由致病因素激活凝血及纤溶系统，导致全身微血栓形成，凝血因子大量消耗，继发纤维蛋白溶解亢进，引起全身出血及微循环衰竭的临床综合征。

4. 血栓性血小板减少性紫癜：是一种严重的弥散性血栓性微血管病，临床以血小板减少性紫癜，微血管性溶血性贫血，神经精神症状，肾脏损害及发热典型五联征表现为特征。

5. 获得性凝血病：是指继发于严重疾病的凝血功能紊乱，根据不同的诱发因素，可分为稀释性凝血病、功能性凝血病和消耗性凝血病。

二、单项选择题

1. D 2. C 3. B 4. C 5. E 6. C 7. E 8. C 9. B
10. C 11. A 12. B 13. A 14. B 15. A 16. A 17. B 18. B

三、多项选择题

1. ABCD 2. CDE 3. ABCD 4. ABCD 5. ABC
6. ABCD 7. ABD 8. ABC 9. ABCE 10. ABCD

四、问答题

1. 简述机体的凝血过程。

血液由流动的液体状态变成凝胶状态的过程称为血液凝固，简称凝血，其实质是血浆中的可溶性纤维蛋白原转变成不溶性的纤维蛋白的过程。根据凝血酶原激活物形成的始动途径和参与因子的不同，将凝血过程分为内源性和外源性凝血途径。但两条途径并不各自完全独立，两条途径的某些凝血因子可以相互激活。

2. 简述凝血病的常见分类及发生机理。

凝血病指继发于严重疾病的获得性凝血功能紊乱,根据不同的诱发因素及病理特点,分为稀释性凝血病、消耗性凝血病和功能性凝血病。① 稀释性凝血病:因血小板及其他凝血因子稀释性减少而引起凝血功能障碍称为稀释性凝血病。临床上多见于大出血的患者单纯接受大量输注红细胞或非血液制品,而忽视补充血浆、血小板及其他凝血因子,导致凝血功能障碍的发生。② 消耗性凝血病:消耗性凝血病是一个综合征,是在各种致病因素的作用下,凝血因子和血小板被激活,大量促凝物质入血,使凝血酶增加,进而微循环中形成广泛的微血栓,消耗大量凝血因子和血小板,同时引起继发性纤维蛋白溶解功能增强,导致患者出现明显的出血、休克、器官功能障碍和溶血性贫血等临床表现,故又称为弥散性血管内凝血。③ 功能性凝血病:是指在严重创伤打击下或重大手术后,机体出现以凝血功能障碍为主要表现的临床病症。其发生机制复杂,包括凝血因子和血小板异常、低体温、酸中毒和感染等综合因素。

3. 简述 DIC 的治疗原则。

DIC 的治疗原则包括:① 治疗基础疾病及消除诱因;② 抗凝治疗;③ 补充血小板及凝血因子;④ 抗纤溶药物;⑤ 溶栓疗法。

4. 消耗性凝血病的临床表现有哪些?

消耗性凝血病的临床表现主要有:① 出血倾向发生率 84%~95%,自发性、多部位出血是 DIC 最常见的表现。多见于皮肤、黏膜、伤口、穿刺部位;其次为内脏出血,严重可有颅内出血。② 休克或微循环衰竭的发生率为 30%~80%。其特点是:起病突然,常在早期难以明确病因;常伴全身多发出血,且休克与出血不成正比;早期出现肾、肺、脑等器官功能不全;休克多较顽固,常规抗休克治疗效果不佳。③ 微血管栓塞的发生率 40%~70%,分布广泛。可呈浅层栓塞、皮肤发绀、黏膜损伤呈斑块状坏死或溃疡形成;也可深层栓塞,如肾、肺、脑,表现为急性肾衰竭、呼吸衰竭、意识障碍等。④ 微血管溶血见于 25% 的患者,表现为进行性贫血,与出血不成正比,可出现黄疸。⑤ 原发病表现。

5. 血栓性血小板减少性紫癜的主要治疗方法有哪些?

血栓性血小板减少性紫癜的主要治疗方法有:① 血浆疗法:血浆置换(PE)是目前 TTP 患者的首选疗法。② 免疫抑制治疗:单用血浆置换仅能作为急性期治疗,维持治疗还需联合免疫抑制治疗。常用药物有肾上腺皮质激素、大剂量免疫球蛋白、长春新碱、环胞素 A 以及环磷酰胺等。

第十一章 静脉血栓栓塞症

一、名词解释

1. 血栓
2. 深静脉血栓形成
3. 肺血栓栓塞症
4. 血栓性疾病
5. 肺栓塞

二、单项选择题

1. 按血管种类分,最常见的血栓形成是   （ ）
   A. 动脉血栓形成   B. 静脉血栓形成
   C. 毛细血管血栓形成   D. 肺血栓形成
   E. 深静脉血栓形成
2. 属于血栓形成的是   （ ）
   A. 肺梗死   B. 脑梗死
   C. 肾栓塞   D. 脾栓塞
   E. 肠系膜动脉栓塞
3. 妊娠合并血栓性疾病的原因主要是   （ ）
   A. 血液凝固性增高   B. 抗凝活性降低
   C. 血液流变学异常   D. 纤溶活力降低
   E. 血小板数量增加,活性增强
4. 恶性肿瘤合并血栓性疾病的原因主要是   （ ）
   A. 血液凝固性增高   B. 抗凝活性降低
   C. 血液流变学异常   D. 纤溶活力降低
   E. 血小板数量增加,活性增强
5. 心肌梗死早期的原因主要是   （ ）
   A. 血液凝固性增高   B. 抗凝活性降低
   C. 血液流变学异常   D. 纤溶活力降低
   E. 血小板数量增加,活性增强
6. 心、脑动脉新近的血栓性疾病在多少时间内考虑介入疗法 （ ）
   A. 1 小时   B. 3 小时
   C. 6 小时   D. 24 小时

E. 6 天

7. 心、脑静脉新近的血栓性疾病在多少时间内考虑介入疗法　　（　　）
   A. 1 小时　　　　　　　　　　B. 3 小时
   C. 6 小时　　　　　　　　　　D. 24 小时
   E. 6 天

8. 以下不属于血栓性疾病的是　　　　　　　　　　　　　　（　　）
   A. 心肌梗死　　　　　　　　　B. 脑梗死
   C. 肺梗死　　　　　　　　　　D. 丹毒
   E. 深静脉血栓形成

9. 血栓形成的原因不包括　　　　　　　　　　　　　　　　（　　）
   A. 抗凝活性减低　　　　　　　B. 血管内皮损伤
   C. 血管壁增厚　　　　　　　　D. 血液凝固性增高
   E. 纤溶活力降低

10. 不推荐用于 ICU 患者预防深静脉血栓形成的药物是　　　（　　）
    A. 肝素　　　　　　　　　　　B. 低分子肝素
    C. 抗凝血酶　　　　　　　　　D. 华法林
    E. 阿司匹林

三、多项选择题

1. 属于按血管分类的血栓是　　　　　　　　　　　　　　　（　　）
   A. 动脉性血栓　　　　　　　　B. 静脉性血栓
   C. 脑动脉血栓形成　　　　　　D. 毛细血管性血栓
   E. 混合性血栓

2. 属于按血栓组成成分分类的血栓是　　　　　　　　　　　（　　）
   A. 红细胞血栓　　　　　　　　B. 白细胞血栓
   C. 血小板血栓　　　　　　　　D. 纤维蛋白血栓
   E. 凝血酶原血栓

3. 溶栓需要监测的指标有　　　　　　　　　　　　　　　　（　　）
   A. 凝血酶时间　　　　　　　　B. APTT
   C. FDP　　　　　　　　　　　　D. 纤维蛋白原
   E. INR

4. 疑似肺血栓栓塞的确定诊断有　　　　　　　　　　　　　（　　）
   A. D-二聚体＞500 μg/L　　　　B. CTPA
   C. 核素肺通气/灌注扫描检查或单纯灌注扫描
   D. MRPA　　　　　　　　　　　E. 肺动脉造影

5. 静脉血栓形成的三要素是 （   ）
    A. 静脉血流滞缓   B. 遗传因素
    C. 静脉壁损伤   D. 血液高凝状态
    E. 外伤

6. 静脉血栓栓塞症易患因素分级中属于高度风险因素的是 （   ）
    A. 骨折（髋或下肢）   B. 髋关节或膝关节置换术
    C. 泌尿系感染   D. 年龄大于 40 岁
    E. 严重创伤

7. 肺栓塞的常见病因有 （   ）
    A. 静脉血栓形成   B. 心脏病
    C. 妊娠和分娩   D. 肺部感染
    E. 肿瘤

8. 疑似肺栓塞患者的影像学检查，下列哪些阳性即可诊断肺栓塞 （   ）
    A. 全胸片   B. CT 肺血管造影（CTPA）
    C. 核素肺通气/灌注扫描检查或单纯灌注扫描
    D. 磁共振肺血管造影（MRPA）   E. 肺动脉造影

9. 住院患者预防静脉血栓栓塞症的常用药物有 （   ）
    A. 低分子肝素   B. 普通肝素
    C. 枸橼酸钠   D. 鱼精蛋白
    E. 华法林

10. 深静脉血栓形成的常见临床表现包括下列 （   ）
    A. 疼痛   B. 静脉曲张
    C. 高热   D. 肢体肿胀
    E. 出血

四、问答题

1. 静脉血栓栓塞症高度风险因素主要有哪些？
2. 简述深静脉血栓形成的预防方法。
3. 深静脉血栓形成预防的主要适应证是什么？
4. 简述静脉血栓栓塞症抗凝的适应证。
5. 简述静脉血栓栓塞症抗凝的禁忌证。

参考答案

一、名词解释

1. 血栓:血流在心血管系统血管内面剥落处或修补处的表面所形成的小块。血栓的成分是由不溶性纤维蛋白,沉积的血小板,积聚的白细胞和陷入的红细胞组成。

2. 深静脉血栓形成:指血液在深静脉内异常凝结所致的一种静脉回流障碍性疾病。好发部位为下肢深静脉,可发生在下肢近端和远端,前者位于腘静脉或以上部位,后者位于腘静脉以下。下肢近端DVT是肺血栓栓塞栓子的主要来源。

3. 肺血栓栓塞症:指来自静脉系统或右心的血栓阻塞肺动脉或其分支所致的肺循环功能障碍性疾病。

4. 血栓性疾病:是指血栓形成和血栓栓塞这两种病理过程所引起的疾病。血栓形成是指在一定条件下,血液有形成分在血管形成栓子,造成血管部分或完全堵塞、相应部分血供障碍的病理过程;血栓栓塞是血栓由形成部位脱落,在随血流移动的过程中部分或全部堵塞某些血管,引起相应组织和(或)器官缺血、缺氧、坏死(动脉血栓)及淤血、水肿(静脉血栓)的病理过程。

5. 肺栓塞:是指内源性(静脉血栓)或外源性(空气、脂肪、羊水等)栓子阻塞肺动脉或其分支,相应肺组织血流供应减少或中断,引起肺循环障碍的临床和病理生理综合征。

二、单项选择题

1. B 2. B 3. A 4. A 5. E 6. C 7. E 8. D 9. C 10. D

三、多项选择题

1. ABD 2. ACD 3. CD 4. BCDE 5. ACD
6. ABE 7. ABCE 8. BCDE 9. ABE 10. ABD

四、问答题

1. 静脉血栓栓塞症高度风险因素主要有哪些?

骨折(髋或下肢);髋关节或膝关节置换术;普外科大手术;严重创伤;脊髓手术等。

2. 简述深静脉血栓形成的预防方法。

主要分为机械性预防和药物性预防。机械性预防方法主要包括压力梯度长袜、间歇充气加压装置和静脉足泵等;药物性预防主要包括普通肝素、低分子质量肝素或维生素 K 拮抗剂等。

3. 深静脉血栓形成预防的主要适应证是什么?

对于不存在高出血风险的 ICU 病人,临床一般推荐应用抗凝制剂预防 DVT 的发生;对于确实存在抗凝治疗的绝对禁忌证,则应选择机械方法预防 DVT 的发生。

4. 简述静脉血栓栓塞症抗凝的适应证。

不伴肺动脉高压及血流动力学障碍的急性 PTE 和非近端肢体 DVT,对于临床或实验室检查高度疑诊 PTE 而尚无确诊者,或已经确诊 DVT 但尚未治疗者,如无抗凝治疗禁忌证,均应立即开始抗凝治疗,同时进行下一步的确诊检查。

5. 简述静脉血栓栓塞症抗凝的禁忌证。

活动性出血、凝血机制障碍、血小板减少、严重的未控制的高血压、严重肝肾功能不全及近期手术史、妊娠头 3 个月以及产前 6 周、亚急性细菌性心内膜炎、心包渗出、动脉瘤。当确诊有急性 PTE 时,上述情况大多数属于相对禁忌证。

第十二章 水、电解质与酸碱平衡

一、名词解释

1. 功能性细胞外液
2. 低渗性脱水
3. 高渗性脱水
4. 等渗性脱水
5. 代谢性酸中毒

二、单项选择题

1. 下列哪一类水、电解质紊乱早期就易发生循环衰竭　　　　　　　　　　(　　)
   A. 高渗性脱水　　　　　　　　B. 等渗性脱水
   C. 低渗性脱水　　　　　　　　D. 水中毒
   E. 低钾血症

2. 小儿失钾的最重要原因是　　　　　　　　　　　　　　　　　　　　(　　)
   A. 利尿药用量过大　　　　　　B. 严重腹泻、呕吐
   C. 肾上腺皮质激素过多　　　　D. 某些肾脏疾病
   E. 经皮肤出汗失钾

3. 促使液体回流至毛细血管内的有效胶体渗透压是　　　　　　　　　　(　　)
   A. 毛细血管血压减去组织间液胶体渗透压
   B. 血浆胶体渗透压减去组织间液胶体渗透压
   C. 毛细血管血压减去组织间液流体静压
   D. 血浆胶体渗透压减去组织间液流体静压
   E. 毛细血管血压减去血浆胶体渗透压

4. 某肾盂肾炎患者血气分析结果为：pH 7.32，$PaCO_2$ 35 mmHg，HCO_3^- 15 mmol/L。该患者应诊断为　　　　　　　　　　　　　　　　　　(　　)
   A. 代谢性酸中毒　　　　　　　B. 代谢性碱中毒
   C. 呼吸性酸中毒　　　　　　　D. 呼吸性碱中毒
   E. 混合性酸中毒

5. 代谢性碱中毒伴有的电解质紊乱是　　　　　　　　　　　　　　　　(　　)
   A. 低钾血症　　　　　　　　　B. 高钾血症
   C. 镁缺乏　　　　　　　　　　D. 高钙血症
   E. 高钠血症

6. 维持机体体液平衡的主要器官是 （　）
   A. 肺　　　　　　　　　　　　B. 缓冲系统
   C. 肾　　　　　　　　　　　　D. 皮肤
   E. 肝

7. 鉴别酸碱失衡的种类,最有价值的测定组合是 （　）
   A. 尿液 pH 和 $PaCO_2$　　　　B. 动脉血 pH 和 $PaCO_2$
   C. 静脉血的 pH 和动脉血 pH　　D. 静脉血 pH 和 HCO_3^-
   E. 动脉血和静脉血 $PaCO_2$

8. 病人头晕、乏力、恶心呕吐,血清钠 130 mmol/L、血清钾 4.5 mmol/L、尿比重 1.010,是哪种水、电解质平衡失调 （　）
   A. 高渗性缺水　　　　　　　　B. 等渗性缺水
   C. 低渗性缺水　　　　　　　　D. 低钾血症
   E. 高钾血症

9. 男性,50 岁,体重 50 kg,上腹隐痛不适,并不思进食已 3 个月,胃镜检查证实为胃体癌,化验:血红蛋白 80 g/L,血浆清蛋白 30 g/L,血清钠 130 mmol/L,钾 4.5 mmol/L,动脉血 pH 值为 7.35,该病人可能存在 （　）
   A. 高渗性脱水　　　　　　　　B. 等渗性脱水
   C. 低渗性脱水　　　　　　　　D. 高钾血症
   E. 稀释性低血钠症

10. 高渗性缺水,其体液变化之最终表现是 （　）
    A. 细胞外液缺水　　　　　　　B. 细胞内液缺水
    C. 细胞内液缺水超过细胞外液缺水　　D. 细胞内外液等量缺水
    E. 细胞外液缺水超过细胞内液缺水

11. 临床常见的高渗状态为 （　）
    A. 高钠血症、高钙血症　　　　B. 高血糖、高钙血症
    C. 高钠血症、高氯血症　　　　D. 高血糖、高氯血症
    E. 高钠血症、高血糖

12. 以高钙血症为主要表现的疾病为 （　）
    A. 原发性甲状旁腺功能亢进　　B. 甲状腺功能亢进
    C. 嗜铬细胞瘤　　　　　　　　D. 艾迪生病
    E. 席汉综合征

13. 一位肠梗阻病人发病 4 天入院,血压 75/52 mmHg,血钠 130 mmol/L,血钾 4.5 mmol/L,CO_2 结合率<14 mmol/L,其治疗程序应首先 （　）
    A. 纠正酸中毒　　　　　　　　B. 补钾

C. 急诊手术 D. 补钠

E. 输全血

14. 低镁血症一般不出现 ( )

A. 共济失调 B. 呼吸肌麻痹

C. 肌肉震颤 D. 腱反射亢进

E. 精神改变

15. 等渗性缺水输入大量等渗盐水会出现 ( )

A. 高钾 B. 高氯性酸中毒

C. 低氯性酸中毒 D. 低钾性碱中毒

E. 血钠过高

16. 某肺源性心脏病患者因受凉、肺部感染住院,血气分析结果为:pH 7.33, $PaCO_2$ 70 mmHg,HCO_3^- 36 mmol/L,该患者可诊断为 ( )

A. 混合型酸中毒 B. 慢呼吸性酸中毒

C. 急性呼吸性酸中毒 D. 代谢性碱中毒

E. 代谢性酸中毒

17. 严重低钾血症主要死于 ( )

A. 心肌收缩性下降 B. 心肌自律性下降

C. 心肌传导性下降 D. 肾衰竭

E. 呼吸衰竭

18. 下列关于血磷描述不准确的为 ( )

A. 正常血磷浓度波动于 0.8~1.6 mmol/L

B. 甲状腺素是调节磷代谢的主要激素

C. 磷主要由小肠吸收,肾脏排出

D. 肾衰竭常引起高磷血症

E. 高磷血症是肾性骨营养不良的主要因素

19. 对于神经、肌肉、心肌来说均是抑制性阳离子的是 ( )

A. Na^+ B. K^+ C. Ca^{2+} D. Mg^{2+} E. H^+

20. 临床上对于低容量性低钠血症的处理是给予 ( )

A. 高渗溶液 B. 低渗溶液

C. 等渗溶液 D. 5%葡萄糖液

E. 10%葡萄糖液

三、多项选择题

1. 肾脏调节酸碱平衡的机理是 ( )

A. H^+ 与 Na^+ 的交换 B. HCO_3^- 的重吸收

C. 分泌 NH_3 与 H^+ 结合成 NH_4^+ 的排出

D. 尿的酸化而排出 H^+ E. Na^+ 与 K^+ 的交换

2. 细胞外液主要的阴离子是 （ ）

   A. Cl^- B. HCO_3^-

   C. HPO_4^{2-} D. 蛋白质

   E. SO_4^{2-}

3. 体液中的酸碱平衡调节主要有 （ ）

   A. 血液缓冲系统   B. 胃肠液的分泌

   C. 肾脏排酸或保碱   D. 肺脏的呼吸功能

   E. 细胞内外液的离子交换作用

4. 血乳酸可由下列脏器产生 （ ）

   A. 肺脏   B. 横纹肌

   C. 肝脏   D. 脑组织

   E. 红细胞

5. 功能性细胞外液包括 （ ）

   A. 血浆   B. 结缔组织液

   C. 脑脊液   D. 组织间液

   E. 关节液

6. 体液交换的方式有 （ ）

   A. 弥散   B. 渗透

   C. 主动转运   D. 滤过

   E. 被动转运

7. 细胞内液主要的阳离子是 （ ）

   A. K^+ B. Na^+ C. Ca^{2+} D. 蛋白质   E. Mg^{2+}

8. 关于体液叙述正确的是 （ ）

   A. 成年男性的体液量约为体重的 60%

   B. 细胞内液绝大部分存在于骨骼肌

   C. 细胞外液占体重的 15%

   D. 细胞内外的渗透压 260~300 mmol/L

   E. 脑脊液、关节液、消化液等为无功能性细胞

9. 老年患者，反复咳嗽、咳痰 20 多年，3 天前受凉后病情加重，气促发绀明显伴嗜睡。血气分析结果：pH 7.23，PaO_2 35 mmHg，$PaCO_2$ 78 mmHg，HCO_3^- 16 mmol/L，BE－6。考虑患者存在哪些酸碱失衡 （ ）

   A. 呼吸性酸中毒   B. 呼吸性碱中毒

   C. 代谢性酸中毒   D. 代谢性碱中毒

E. 呼吸性酸中毒并代谢性碱中毒
10. 低血钾时临床表现有 （　）
   A. 呼吸肌麻痹　　　　　　　　B. 代谢性酸中毒
   C. 肾脏的尿浓缩功能障碍　　　D. 胃肠功能障碍
   E. 包括室颤在内的各种心律失常

四、问答题

1. 简述细胞内液和外液离子分布的特点。
2. 简述体液平衡调节的意义。
3. 简述血浆渗透压的组成。
4. 高渗性脱水的常见原因有哪些?
5. 乳酸酸中毒的常见病因有哪些? 防治原则是什么?

参 考 答 案

一、名词解释

　　1. **功能性细胞外液**:指能够迅速与血管内液体或细胞内液体进行交换并取得平衡,在维持机体水、电解质方面发挥巨大作用的组织间液。
　　2. **低渗性脱水**:又称低血钠性细胞外液减少,是指体液容量减少并以失钠多于失水、血清钠浓度<130 mmol/L、血浆渗透压<280 mOsm/L 为主要特征的病理生理变化过程。
　　3. **高渗性脱水**:又称高血钠性细胞外液减少,是指体液容量减少并以失水多于失钠、血清钠浓度>150 mmol/L、血浆渗透压>310 mOsm/L 为主要特征的病理生理变化过程。
　　4. **等渗性脱水**:即正常血钠性体液容量减少,水钠按血浆中正常的浓度比例丢失而引起体液容量的减少,此时血清钠浓度及血浆渗透压维持在正常范围内。
　　5. **代谢性酸中毒**:是以血浆 HCO_3^- 原发性减少导致 pH 降低为特征的酸碱平衡紊乱,是临床上最常见的酸碱失衡。

二、单项选择题

　　1. C　2. B　3. B　4. A　5. A　6. C　7. B　8. C　9. C
　　10. C　11. E　12. A　13. A　14. B　15. B　16. B　17. E　18. B
　　19. D　20. C

三、多项选择题

1. ABCD   2. ABD   3. ACDE   4. BDE   5. AD
6. ABCD   7. AE   8. ABE   9. AC   10. ACDE

四、问答题

1. 简述细胞内液和外液离子分布的特点。

细胞外液最主要的阳离子是 Na^+，主要的阴离子是 Cl^-、HCO_3^- 和蛋白质。细胞内液主要的阳离子是 K^+ 和 Mg^{2+}，主要阴离子是 HPO_4^{2-} 和蛋白质。细胞外液的组织间液和血浆的电解质在性质和数量上大致相等，功能上也类似。两者主要区别在于蛋白质含量不同，血浆中含有的蛋白质约 7%，而组织间液中为 0.05%～0.35%。这与蛋白质在生理状态下不易通过毛细血管进入组织间液有关，其对维持血浆胶体渗透压、稳定血管内容量有重要意义。

2. 简述体液平衡调节的意义。

体液平衡是维持机体生命活动的必不可少的条件，机体通过神经-体液因素调节体液的正常平衡。水和钠是体液重要组成成分，具有重要生理功能。水平衡主要受渴觉和抗利尿激素的调节，在维持体液等渗方面起重要作用；钠平衡主要受醛固酮和心房钠尿肽的调节，在维持细胞外液的容量和组织灌流方面起重要作用。

3. 简述血浆渗透压的组成。

血浆蛋白质所产生的渗透压称为胶体渗透压，血浆蛋白在血浆中含量虽然较高，但因其相对分子质量大，分子个数只占血浆微粒个数的很少部分，故其产生的渗透压也很小，但由于蛋白质难以透过血管壁，故胶体渗透压在维持血管内外液交换和血容量方面起重要作用。血浆中晶体物质（主要是电解质离子）产生的渗透压为晶体渗透压，占血浆渗透压的绝大部分，由于晶体物质不能自由透过细胞膜，因此晶体渗透压在维持细胞内外水的平衡中起决定作用。正常状态下，细胞内外、血管内外的渗透压是相等的。当渗透压发生变化时，水分向渗透压高的一侧移动，溶质向低浓度一侧移动，以调节渗透压平衡。

4. 高渗性脱水的常见原因有哪些？

高渗性脱水常见原因为：摄水不足，因各种原因所致摄入水量不足；失水过多，经肾丢失（① 中枢性尿崩症、肾性尿崩症；② 糖尿病酮症酸中毒、非酮症高渗性昏迷、高钙血症等；③ 长期鼻饲高蛋白流质所致溶质性利尿；④ 使用高渗性利尿药或非溶质性利尿药）；经肾外丢失（① 高温、剧烈运动等大量出汗；② 烧伤患者开放性治疗丢失大量低渗液；③ 哮喘持续状态、过度换气、气管切开等使肺呼出的水分增多 2～3 倍）；水向细胞内转移，剧烈运动或惊厥等使细胞内小分子物质增多,渗透压增高,水转向细胞内。

5. 乳酸酸中毒的常见病因有哪些?防治原则是什么?

乳酸酸中毒是重症患者常见的代谢性酸中毒,动脉血乳酸升高提示组织缺氧。常见病因为:① 严重感染,严重感染是引起重症患者血乳酸升高的最常见原因;② 癫痫发作,大发作时导致肌肉能量和肝糖原耗竭,大量葡萄糖转化为乳酸,发作时乳酸常超过 10 mmol/L,同时血 pH 低于 7.20;③ 恶性肿瘤,最常见的是白血病和淋巴瘤;④ 肝衰竭,肝脏是重要的乳酸代谢器官,严重肝病时乳酸清除能力下降;⑤ 其他如药物、乙醇、先天性 1,6-二磷酸果糖缺乏等原因也会导致乳酸酸中毒。防治原则是积极治疗原发病,避免乳酸酸中毒本身对机体造成的损害进一步加重,适当使用碳酸氢盐,必要时可用血液净化的方法清除血乳酸。

第十三章 重症营养

一、名词解释

1. 胰岛素抵抗
2. 允许性喂养不足
3. 静息能量消耗（REE）
4. 蛋白质营养不良
5. 胃肠外营养

二、单项选择题

1. 胃肠道促动力药物不包括下列哪项　　　　　　　　　　　　　　　（　　）
    A. 甲氧氯普胺　　　　　　　B. 红霉素
    C. 西沙比利　　　　　　　　D. 多潘立酮
    E. 西替利嗪

2. 关于重症患者营养治疗叙述错误的是　　　　　　　　　　　　　　（　　）
    A. 首选肠内营养
    B. 急性期时机体处于高分解、高代谢状态，应使用高氮、高热量的营养治疗模式
    C. 使用肠内营养可减低感染并发症的发生
    D. 只有肠道无法使用或来自肠道的能量摄入不足时才考虑使用肠外营养
    E. 肠瘘的患者仍然有可能使用肠内营养

3. 关于重症创伤患者，目前关于早期肠内营养治疗改善患者预后的机制，叙述错误的是　　　　　　　　　　　　　　　　　　　　　　　　　（　　）
    A. 减轻损伤后的分解代谢　　B. 促进伤口愈合
    C. 调节机体免疫应答　　　　D. 减少内脏器官灌注
    E. 维持胃肠道黏膜屏障功能

4. ICU 患者推荐血糖控制在　　　　　　　　　　　　　　　　　　　（　　）
    A. 140～180 mg/dl　　　　　B. 80～110 mg/dl
    C. 180～200 mg/dl　　　　　D. 80～200 mg/dl
    E. 80～150 mg/dl

5. 关于营养途径的选择，下列哪项是错误的　　　　　　　　　　　　（　　）
    A. 胃肠存在部分功能者首选肠内营养
    B. 短肠综合征可选用肠内营养

C. 短肠综合征可选用肠外营养

D. 重症急性胰腺炎只能选择肠外营养

E. 肠内营养不能满足营养需求时可配合使用部分肠外营养

6. 下列哪项属于肠外营养本身引起的并发症　　　　　　　　　　　（　　）

　　A. 低钾血症　　　　　　　　　　B. 锌缺乏

　　C. 胆囊结石形成　　　　　　　　D. 血糖过高或过低

　　E. 多器官功能障碍

7. 肠内营养最常见的并发症是　　　　　　　　　　　　　　　　　（　　）

　　A. 恶心、呕吐、腹泻　　　　　　B. 胆石形成

　　C. 误吸　　　　　　　　　　　　D. 肠源性感染

　　E. 肝酶谱升高

8. 下列不属于肠外营养适应证的是　　　　　　　　　　　　　　　（　　）

　　A. 肠梗阻　　　　　　　　　　　B. 结肠瘘

　　C. 重症急性胰腺炎　　　　　　　D. 小肠结肠瘘

　　E. 吞咽困难

9. 关于肠内营养，下列叙述错误的是　　　　　　　　　　　　　　（　　）

　　A. 肠内营养需经导管输入　　　　B. 营养液的输入应缓慢

　　C. 为方便使用，应一次大量推注营养液

　　D. 肠内营养的并发症包括腹胀和腹泻

　　E. 应用肠内营养者需胃肠功能正常或存在部分功能

10. 重症病人急性应激期营养治疗供给的热量一般为　　　　　　　（　　）

　　A. 15～20 kcal/(kg·d)　　　　　B. 20～25 kcal/(kg·d)

　　C. 25～30 kcal/(kg·d)　　　　　D. 30～35 kcal/(kg·d)

　　E. 35～40 kcal/(kg·d)

三、多项选择题

1. 重症患者促使脂肪溶解、游离脂肪酸增高的因素包括　　　　　（　　）

　　A. 儿茶酚胺升高，脂酶活性增高

　　B. 内分泌和炎症免疫介质促进脂肪动员，游离脂肪酸的释放

　　C. 肝脏合成的脂肪酸和甘油三酯增高

　　D. 肝功能受损，相关激素灭活减少

　　E. 蛋白质分解增多

2. 肠内营养的绝对禁忌证包括下列哪项　　　　　　　　　　　　（　　）

　　A. 机械性肠梗阻　　　　　　　　B. 肠麻痹

　　C. 消化道大出血　　　　　　　　D. 肠瘘

E. 严重血流动力学不稳定

3. 肠外营养相关并发症包括 （ ）
   A. 导管放置时操作损伤（如气胸等）　B. 导管相关性感染
   C. 电解质紊乱　　　　　　　　　　　D. 消化道穿孔
   E. 肝脏胆汁淤积

4. 机体总的能量消耗包括 （ ）
   A. 经消化道丢失的热量　　　　　　　B. 静息能量消耗
   C. 食物的特殊动力效应　　　　　　　D. 活动能量消耗
   E. 经呼吸道丢失的热量

5. 下列有关肠内营养治疗的描述中，正确的是 （ ）
   A. 符合人体摄取营养的生理过程
   B. 易于普及，减低医疗费用的支出
   C. 有利于维持肠黏膜细胞的正常结构
   D. 各种营养素同时按比例输注，利于机体的吸收利用
   E. 易导致胆结石形成

6. 关于重症患者营养支持的说法，下列正确的是 （ ）
   A. 重症患者急性应激期应给予较多热量维持生命需要
   B. 重症患者的营养支持应尽早开始
   C. 重症患者的营养支持应充分考虑受损器官的耐受能力
   D. 只要胃肠功能与解剖允许，并能安全使用，应积极采用肠内营养
   E. 胃残余量＜500 ml时，若没有不耐受的其他表现，不应终止肠内营养

7. 选择完全肠外营养支持的适应证有 （ ）
   A. 存在有尚未控制的腹部情况，如腹腔感染、肠梗阻、肠瘘等
   B. 由于手术或解剖问题胃肠道禁止使用的重症病人
   C. 机械通气治疗的病人
   D. 持续血液净化的病人
   E. 胃肠道功能障碍的重症病人

8. 肠内营养的禁忌证有 （ ）
   A. 严重腹胀或腹腔间室综合征　　　　B. 肠梗阻
   C. 腹泻　　　　　　　　　　　　　　D. 肠穿孔
   E. 休克

9. 重症急性胰腺炎患者营养治疗要点，正确的是 （ ）
   A. 为使胰腺"休息"，减少胰腺分泌，早期不需要营养治疗
   B. 禁食可导致SAP患者营养不良，故早期复苏后条件许可时应给予营养治疗

C. SAP 因严重肠麻痹或腹部并发症不耐受肠内营养时,可由肠外营养替代或补充
D. 用碳水化合物替代脂肪作为主要的热量来源
E. 需要及时补充谷氨酰胺

10. 重症病人不宜做早期营养支持治疗的情况有 （　　）
A. 复苏早期、血流动力学尚未稳定
B. 严重的代谢性酸中毒
C. 严重肝功能障碍、肝性脑病、严重氮质血症
D. 严重高血糖未得到有效控制
E. 严重高血压

四、问答题

1. 重症患者的肠内营养优化输注策略包括哪些?
2. 重症患者的营养治疗具体措施包括哪些?
3. 重症患者营养状态的临床评估指标主要有哪些?
4. 简述肠内营养耐受性的监测和改进策略。
5. 肠外营养的时机选择应考虑哪些内容?

参考答案

一、名词解释

1. 胰岛素抵抗:是各种原因使胰岛素促进葡萄糖摄取和利用的效率下降,机体代偿性的分泌过多胰岛素产生高胰岛素血症,以维持血糖的稳定。

2. 允许性喂养不足:在重症患者的急性期,当营养治疗与器官功能保护出现矛盾时,应暂时限制营养的摄入量,此时患者处于喂养不足状态,称为"允许性喂养不足"。

3. 静息能量消耗(REE):指机体禁食 2 小时以上,在合适温度下平卧休息 30 min 后的静息状态下测定的能量消耗,主要用于维持机体细胞、器官的正常功能和人体的觉醒状态。

4. 蛋白质营养不良:由于应激后分解代谢与营养摄取不足,内脏蛋白质消耗所致。主要表现为内脏蛋白含量与免疫功能降低,如血清白蛋白、转铁蛋白、前白蛋白降低,细胞免疫与淋巴细胞计数等免疫指标异常。

5. 胃肠外营养:肠外营养是指由胃肠道以外的途径将所需要的营养素送入体内的营养治疗手段。PN 通常是胃肠功能缺失或衰竭等情况下的主要手段。

二、单项选择题

1. E 2. B 3. D 4. A 5. D 6. C 7. A 8. E 9. C 10. B

三、多项选择题

1. ABC 2. ACE 3. ABCE 4. BCD 5. ABCD
6. BCDE 7. ABE 8. ABCD 9. BCDE 10. ABCD

四、问答题

1. 重症患者的肠内营养优化输注策略包括哪些？

① 有效的肠内营养管理方案：营养配方由短肽到整蛋白，输注速度由慢到快，营养量由少到多；② 胃肠道促动力药物的应用；③ 不耐受经胃喂养的重症病人试行经空肠喂养，有助于降低反流误吸率及发生吸入性肺炎的危险；④ 肠内营养期间床头抬高30°～45°；⑤ 采用持续输注的喂养方式；⑥ 必要时行营养液加温。

2. 重症患者的营养治疗具体措施包括哪些？

① 纠正营养物质的异常代谢；② 提供合理的营养底物，避免急性蛋白质营养不良，尽可能将机体组织分解降至合理水平，预防和减轻营养不良的发生，既不因为营养物质不足而造成机体额外的分解，也不因为过多的营养物质增加器官不适当的负荷；③ 通过特殊营养物调节机体的炎症免疫反应，改善肠黏膜屏障功能，减少内毒素和细菌易位；④ 通过特殊营养物促进损伤愈合。

3. 重症患者营养状态的临床评估指标主要有哪些？

(1) 体重是临床最常用的营养状况判定指标，但重症患者短时间的体重变化往往反映的是体内水钠潴留或大量失水、体腔大量积液以及严重应激反应的情况，因此体重不能准确地反映患者营养状况的变化。

(2) 机体脂肪存储：肱三头肌皮肤皱褶厚度可以反映机体脂肪储存情况。患者右肢自然放松下垂，或对于卧床患者，右前臂横置于胸部，于肩胛骨喙突和尺骨鹰嘴突中点处，测者用拇指和食指捏起皮肤和皮下组织，以卡尺测量皱褶的厚度。对于水肿的重症患者，判断体内脂肪存储比较困难。

(3) 机体肌肉存储：上臂中点肌肉周径反映的是机体骨骼肌储存情况，测量部位与肱三头肌皮肤皱褶厚度测量部位相同。

臂肌围＝上臂中点周径－0.314×肱三头肌皮肤皱褶厚度。

4. 简述肠内营养耐受性的监测和改进策略。

(1) 在ICU中，无需根据肠道运动的证据开始EN。

(2) 应当监测患者对EN的耐受性（根据患者疼痛和/或腹胀的主诉，体格检查,排气排便,腹部影像学检查结果确定),应当避免不恰当终止 EN;胃残余量<500 ml 时,若没有不耐受的其他表现,不应终止 EN;在诊断检查或操作前后,应尽量缩短禁食的时间以避免营养供应不足及肠麻痹时间延长。禁食可能会加重肠麻痹。

(3) 鼓励实施肠内喂养方案,从而增加提供目标热卡的比例。

(4) 应当评估 EN 患者的误吸风险,并采取措施降低误吸风险:对于所有接受 EN 的气管插管患者,床头应抬高至 30°～45°;对于高危患者或不能耐受经胃喂养的患者,应当通过持续输注给予 EN;对于有临床适应证的患者应使用促进胃肠运动的药物,如促动力药(甲氧氯普胺和红霉素);可以考虑通过留置幽门后喂养管进行喂养。

(5) 对于肠内管饲并发的腹泻,应当寻找病因,同时可使用可溶性纤维,应避免使用不可溶纤维。肠道缺血或肠道动力严重障碍的高危患者应避免使用可溶性纤维及不可溶纤维。

5. 肠外营养的时机选择应考虑哪些内容?

(1) 如果在入住 ICU 的最初 7 日内不能进行早期 EN,可进行肠外营养。

(2) 如果入院时存在营养不良且无法进行 EN,则可以在入院且复苏充分后尽快开始 PN。

(3) 如果患者计划接受上胃肠道大手术而无法使用 EN,则可进行 PN。如果患者存在营养不良,应在术前 5～7 日开始 PN,并持续到术后。

第十四章 重症镇痛镇静

一、名词解释

1. 疼痛
2. 镇痛
3. 谵妄
4. 睡眠障碍
5. 疼痛视觉模拟评分

二、单项选择题

1. 有关异相睡眠描述正确的是 （　　）
   A. 脑氧耗量降低　　　　　　B. 脑血流量减少
   C. 脑内蛋白合成增加　　　　D. 生长激素分泌增加
   E. 促进生长
2. 睡眠是否充足的最重要指标是 （　　）
   A. 镇静评分　　　　　　　　B. 患者主诉睡眠良好
   C. 脑电监测结果　　　　　　D. 血流动力学变化情况
   E. 呼吸频率及潮气量检测
3. ICU镇痛镇静与麻醉不同的是 （　　）
   A. 使用药物不同　　　　　　B. 不能使用肌松剂
   C. 不能抑制呼吸　　　　　　D. 镇静深度不同
   E. 血流动力学影响不同
4. 主观镇静评分方法不包括 （　　）
   A. Ramsay评分　　　　　　　B. Riker镇静、躁动评分
   C. 肌肉活动评分　　　　　　D. 脑电双频指数评分
   E. VAAS评分法
5. 代谢途径为被组织和血浆中非特异性酶水解的药物是 （　　）
   A. 吗啡　　　　　　　　　　B. 芬太尼
   C. 哌替啶　　　　　　　　　D. 琥珀胆碱
   E. 瑞芬太尼
6. 静脉使用咪达唑仑,快速清醒的原因是 （　　）
   A. 迅速经肝脏代谢　　　　　B. 迅速经血浆中非特异性酶分解
   C. 迅速经肾脏排出　　　　　D. 迅速分布至对药物无活性组织

E. 迅速经呼吸道排出
7. 右美托咪定是哪一类药物 （　）
   A. α₂ 受体激动剂　　　　　　B. α₂ 受体拮抗剂
   C. 苯二氮䓬受体激动剂　　　　D. α₁ 受体拮抗剂
   E. 苯二氮䓬受体拮抗剂
8. 有关慢波睡眠描述错误的是 （　）
   A. 能进入异相睡眠　　　　　　B. 脑氧耗不变
   C. 有利于促进学习　　　　　　D. 有利于促进生长
   E. 有利于体力恢复
9. 下列哪项不是常用镇痛评分法 （　）
   A. 语言评分法　　　　　　　　B. 视觉模拟评分法
   C. 数字评分法　　　　　　　　D. Ramsay 评分法
   E. 面部表情评分法
10. 阿片类镇痛药物的特点不包括 （　）
    A. 镇静强度大　　　　　　　　B. 可产生呼吸抑制
    C. 血压下降　　　　　　　　　D. 外周血管收缩
    E. 有成瘾性
11. 哌替啶禁忌与下列哪种药物合用 （　）
    A. 青霉素　　　　　　　　　　B. 地高辛
    C. 单胺氧化酶抑制剂　　　　　D. 硝酸甘油
    E. 解热镇痛药
12. 作用于蓝斑 α₂ 受体发挥镇静作用的药物为 （　）
    A. 纳洛酮　　　　　　　　　　B. 右美托咪定
    C. 丁丙诺啡　　　　　　　　　D. 曲马多
    E. 芬太尼

三、多项选择题

1. 睡眠障碍的类型有 （　）
   A. 失眠　　　　　　　　　　　B. 睡眠过度
   C. 睡眠—觉醒障碍　　　　　　D. 慢波睡眠与异相睡眠交替
   E. 主观感觉睡眠不足
2. 疼痛形成机制包括 （　）
   A. 周围神经机制　　　　　　　B. 内脏牵拉机制
   C. 交感神经机制　　　　　　　D. 中枢神经机制
   E. 迷走神经机制

3. 临床常用镇静客观评分法有 （   ）
   A. VASS   B. BIS
   C. 心率变异系数   D. 食管下段收缩性
   E. SAS

4. 快速肠道外使用地西泮可导致 （   ）
   A. 低血压   B. 呼吸抑制
   C. 嗜睡   D. 血压升高
   E. 心搏骤停

5. 通过苯二氮䓬受体起作用的药物有 （   ）
   A. 咪达唑仑   B. 右美托嘧啶
   C. 丙泊酚   D. 吗啡
   E. 地西泮

6. 体内的致痛物质包括 （   ）
   A. 腺苷   B. 乳酸
   C. 组胺   D. 血管舒张素
   E. 葡萄糖

7. 阿片类镇痛药物的特点包括 （   ）
   A. 镇静强度大   B. 可产生呼吸抑制
   C. 血压下降   D. 外周血管收缩
   E. 有成瘾性

8. 下列哪几项属于ICU常用的镇痛评分方法 （   ）
   A. 语言评分法   B. 视觉模拟评分法
   C. 数字评分法   D. Ramsay评分法
   E. 面部表情评分法

9. 镇痛和镇静治疗的目的和意义在于 （   ）
   A. 消除或减轻患者的疼痛及躯体不适感
   B. 帮助和改善患者睡眠、诱导遗忘
   C. 减轻或消除患者焦虑、躁动甚至谵妄
   D. 减少不良刺激及交感神经系统的过度兴奋
   E. 提高患者的代谢水平及其氧耗氧需

10. 谵妄的临床特征包括下列 （   ）
    A. 一过性的意识混乱状态   B. 短时间内出现意识障碍
    C. 认知功能改变   D. 昏迷
    E. 躁动

四、问答题

1. 简述 ICU 睡眠障碍的原因。
2. 简述重症患者镇痛镇静的目的。
3. 简述 ICU 理想镇静药物应具备的条件。
4. 简述 RASS 评分方法。
5. 简述重症患者镇痛镇静的特点。
6. 简述重症患者使用神经肌肉阻滞剂的目的。

参 考 答 案

一、名词解释

1. 疼痛:是由能使机体组织受损伤的伤害性刺激所引起,是一种对周围环境的保护性适应方式。
2. 镇痛:是为减轻或消除机体对痛觉刺激的应激及病理生理损伤所采取的药物治疗措施。
3. 谵妄:是多种原因引起的一过性的意识混乱状态。短时间内出现意识障碍和认知功能改变是谵妄的临床特征,意识清晰度下降或觉醒程度降低是主要特点。
4. 睡眠障碍:是一种睡眠质量或数量达不到正常需要的主观感觉体验。
5. 疼痛视觉模拟评分(visual analogue scale,VAS):用一条 100 mm 的水平直线,两端分别定为不痛到最痛。由被测试者在最接近自己疼痛程度的地方画垂线标记,以此量化其疼痛强度。

二、单项选择题

1. C 2. B 3. D 4. D 5. E 6. D 7. A 8. C 9. D
10. D 11. C 12. B

三、多项选择题

1. ABCE 2. AD 3. BCD 4. ABCE 5. AE
6. ABCD 7. ABCE 8. ABCE 9. ABCD 10. ABCE

四、问答题

1. 简述 ICU 睡眠障碍的原因。

包括：① 持续噪音；② 灯光刺激；③ 高强度的医源性刺激（频繁的测量生命体征、查体，被迫更换体位）；④ 疾病本身的损害以及病人对自身疾病的担心和不了解。

2. 简述患者镇静镇痛的目的。

镇静镇痛是为减轻或消除机体对痛觉刺激的应激及病理生理损伤所采取的药物治疗措施。镇痛和镇静治疗的目的和意义在于：① 消除或减轻患者的疼痛及躯体不适感，减少不良刺激及交感神经系统的过度兴奋。② 帮助和改善患者睡眠，诱导遗忘，减少或消除患者对其在ICU治疗期间病痛的记忆。③ 减轻或消除患者焦虑、躁动甚至谵妄，防止患者的无意识行为（例如挣扎）干扰治疗，保护患者的生命安全。④ 降低患者的代谢速率，减少其氧耗氧需，使得机体组织氧耗的需求变化尽可能适应受到损害的氧输送状态，并减轻各器官的代谢负担。

3. 简述ICU理想镇静药物应具备的条件。

ICU使用的理想药物应具有起效快、可预知作用持续时间、对心血管稳定和呼吸功能无副作用、治疗指数高、无体内蓄积倾向、给药方便和有拮抗药等特点。但目前尚无符合以上所有要求的药物。

4. 简述RASS评分方法。

得分	术语	描述
+4	攻击行为	明显的好战行为、暴力行为，对工作人员构成直接危险
+3	非常躁动不安	抓或拔除引流管或各种插管，具有攻击性
+2	躁动不安	频繁的无目的动作，与呼吸机抵抗
+1	烦躁不安	焦虑不安，但动作不是猛烈的攻击
0	清醒状态且平静	
−1	昏昏欲睡	不能完全清醒，但声音刺激能够叫醒并维持觉醒状态（睁眼/眼睛接触，≥10秒）
−2	轻度镇静状态	声音能叫醒并有短暂的眼睛接触（<10秒）
−3	中度镇静状态	声音刺激后有动静或睁眼反应（但无眼睛接触）
−4	深度镇静状态	对声音刺激无反应，但身体刺激后有动静或睁眼反应
−5	不可叫醒状态	对声音或身体刺激均无反应

5. 简述重症患者镇痛镇静的特点。

（1）需要镇痛和镇静的时间长。

（2）必须尽可能保留自主呼吸与基本的生理防御反射和感觉运动功能。

（3）需要定时唤醒以评估其神智、感觉与运动功能。

（4）由于重症患者往往合并多种治疗手段和药物使用，必须考虑彼此间的相互影响。

6. 简述重症患者使用神经肌肉阻滞剂的目的。

（1）使肌肉松弛可对患者提供保护或便于进行监测治疗操作。

（2）只有当镇静和镇痛达不到足够的通气量或其他治疗目标时才需要给予肌松药。

（3）在应用神经肌肉阻滞剂前后，必须给予适当水平的镇静和镇痛治疗。

第十五章 重症内分泌与代谢

一、名词解释

1. 肾性尿崩症
2. 垂体危象
3. 应激性高血糖
4. 肾上腺功能危象
5. 相对肾上腺皮质功能不全
6. 糖尿病酮症酸中毒（DKA）

二、单项选择题

1. 肾上腺功能功能危象的抢救主要措施是 （ ）
   A. 降温治疗　　　　　　　　B. 手术治疗
   C. 对症治疗　　　　　　　　D. 静脉输注糖皮质激素
   E. 补充盐皮质激素

2. 调节血钙水平的最重要激素是 （ ）
   A. PTA　　B. TSH　　C. ACTH　　D. GH　　E. LH

3. 调节胰岛素分泌的最重要因素是 （ ）
   A. 血糖　　　　　　　　　　B. 氨基酸和脂肪酸
   C. 激素　　　　　　　　　　D. 神经调节
   E. 体液调节

4. 重症患者血糖应维持在 （ ）
   A. 7.8～10.0 mmol/L　　　　B. 10.0～12.0 mmol/L
   C. 5.8～6.8mmol/L　　　　　D. 7.5～10.5mmol/L
   E. 3.5～5.5mmol/L

5. 糖尿病酮症酸中毒时，会出现 （ ）
   A. 血酮体浓度增高，尿酮体阳性
   B. 血酮体浓度增高，尿酮体阳性或阴性
   C. 血酮体浓度增高，尿酮体阴性
   D. 血酮体浓度不变，尿酮体阴性
   E. 血酮体浓度不变，尿酮体阳性

6. 患者，女性，48岁，受凉后咳嗽、发热，两天后出现昏迷，血压 66/50 mmHg，血糖 2.3 mmol/L。发病后饮食正常。无高血压、冠心病、糖尿病病史，既往有产后大出血病史。该患者诊断为 （ ）

A. 低血糖昏迷 B. 感染性休克
   C. 垂体前叶功能减退危象 D. 垂体卒中
   E. 甲状腺功能减退
7. 甲亢危象的主要临床表现是 （ ）
   A. 心率增快、血压增高、脉压增大
   B. 高热、心率增快、呕吐、腹泻、烦躁
   C. 血压增高，心力衰竭、肺水肿
   D. 低血压、低体温、休克
   E. 心率增快、心律失常、心力衰竭
8. 甲亢危象时使用碘剂的主要目的是 （ ）
   A. 增强抗甲状腺药物的作用 B. 抑制 TH 的合成
   C. 降低基础代谢率 D. 阻抑 TH 的释放
   E. 阻断甲状腺素兴奋交感神经作用
9. 老年病人，某日发热、腹泻后，突然昏迷、抽搐，血糖 39.4 mmol/L, 血钠 155 mmol/L, 酮体（－），最可能的诊断是 （ ）
   A. 脑血管意外 B. 糖尿病酮症酸中毒
   C. 乳酸性酸中毒 D. 高渗性非酮症性糖尿病昏迷
   E. 中毒性痢疾
10. Cushing 病最多见的垂体病变是 （ ）
    A. 微腺瘤 B. 小腺瘤
    C. 大腺瘤 D. 恶性肿瘤
    E. 转移瘤

三、多项选择题

1. 人类的胰岛细胞按其染色和形态学特点，主要分为以下几种 （ ）
   A. α 细胞　　B. β 细胞　　C. γ 细胞　　D. PP 细胞　　E. B 细胞
2. 抢救肾上腺危象的原则是 （ ）
   A. 静脉滴注糖皮质激素 B. 补充盐水、葡萄糖
   C. 积极治疗感染及其他诱因 D. 糖皮质激素加量口服
   E. 抗生素使用
3. 糖尿病酮症酸中毒治疗中如果补碱过多过快，可出现的不良后果有 （ ）
   A. 脑水肿 B. 加重组织缺氧
   C. 反跳性碱中毒 D. 缺钾
   E. 低血钾

4. 下列关于原发性甲状旁腺功能亢进症的说法，正确的有　　（　　）
   A. 本病多见于 20～50 岁的成年人，40 岁以后发病率显著增加
   B. 女性多于男性
   C. 起病缓慢，临床表现可多种多样，可被误诊为神经症或原发性神经肌肉疾病
   D. 给予外源性 PTH 后，尿磷与尿 cAMP 增加有助于本病的诊断
   E. 外科手术是治疗本病唯一有确切效果的措施

5. 危重病人糖代谢特点是　　（　　）
   A. 糖异生增加，血糖增高　　　　B. 胰岛素受体增加
   C. 糖异生减少，血糖降低　　　　D. 胰岛素耐受
   E. 糖异生减少，血糖降低

6. 关于嗜铬细胞瘤的治疗，下列说法正确的有　　（　　）
   A. 大多数嗜铬细胞瘤可手术切除而得到根治
   B. 在手术治疗前，α 受体阻断药的应用一般不得少于 2 周
   C. 嗜铬细胞瘤患者有心动过速或心律失常时，一般不单独应用 β 受体阻断剂
   D. 嗜铬细胞瘤被切除后发生低血压时可立即静脉滴注去甲肾上腺素治疗
   E. 嗜铬细胞瘤被切除后血压大多数立即恢复正常

7. 反映甲状腺功能的血清激素包括　　（　　）
   A. TT3、TT4　　　　　　　　　B. FT3、FT4
   C. γT3　　　　　　　　　　　　D. TSH
   E. TRH

8. 酮体包括下列哪些物质　　（　　）
   A. 丙酸　　　　　　　　　　　B. β-羟丁酸
   C. β-羧丁酸　　　　　　　　　D. 乙酰乙酸
   E. 乳酸

四、问答题

1. 重症患者应激代谢的特点是什么？
2. 酮症酸中毒的治疗原则是什么？
3. 垂体危象的治疗原则是什么？
4. 甲亢危象的治疗原则是什么？
5. 简述应激性高血糖的特点。

参考答案

一、名词解释

1. 肾性尿崩症：为肾脏对抗利尿激素的敏感性下降所致的多尿现象。其特征为肾小球滤过率和溶质排泄正常，血浆抗利尿激素水平正常甚至升高，外源性抗利尿激素治疗无效或疗效很差。

2. 垂体危象：是在原有垂体前叶功能减退基础上，因腺垂体部分或多种激素分泌不足，在遭遇应激后，或因严重功能减退自发发生的休克、昏迷和代谢紊乱等危急征象，又称"垂体前叶功能减退危象"。

3. 应激性高血糖：创伤、感染、手术、休克等应激状态下，均可诱发血糖升高的病理现象，称为应激性高血糖（SHG）。

4. 肾上腺功能危象：是指机体在各种应激状态下，由于体内肾上腺皮质激素供给急速不足，出现以循环衰竭为主要特征的危象状态。

5. 相对肾上腺皮质功能不全：继发于严重疾病的非正常合成与分泌状态，并最终导致肾上腺皮质代偿不足或代偿耗竭者称为相对性肾上腺皮质功能不全（RAI）。

6. 糖尿病酮症酸中毒（DKA）：是指糖尿病患者在各种诱因的作用下，胰岛素明显不足，升糖激素不适当升高，造成的高血糖、高血酮、酮尿、脱水、电解质紊乱、代谢性酸中毒等病理改变的症候群。

二、单项选择题

1. D　**2.** A　**3.** A　**4.** A　**5.** B　**6.** C　**7.** B　**8.** D　**9.** D　**10.** A

三、多项选择题

1. ABCD　**2.** ABC　**3.** ABCE　**4.** ABCE　**5.** AD
6. ABC　**7.** ABCD　**8.** ABD

四、问答题

1. 重症患者应激代谢的特点是什么？

危重病患者均存在应激代谢，表现为持续的高代谢和高分解，能量消耗剧增和迅速发展的营养不良。其代谢特点为：

（1）蛋白质分解加速：出现负氮平衡，故临床表现为肌肉萎缩。

（2）血糖升高和糖耐量异常。

（3）脂肪分解代谢加速：血中甘油三酯升高，产生脂肪酸和甘油可直接氧化供能,同时还产生酮体作为能源。

(4) 能量消耗增加。

(5) 其他代谢变化:休克时体内儿茶酚胺、促肾上腺素、胰高血糖素、生长激素等分泌增加,这是机体应激的代偿性反应;感染性休克时,某些细胞因子,如肿瘤坏死因子、白介素1、白介素6等增加。

2. 酮症酸中毒的治疗原则是什么?

尽快补液以恢复血容量、纠正失水状态,降低血糖,纠正电解质及酸碱平衡失调,同时积极寻找和消除诱因,防治并发症,降低病死率。

3. 垂体危象的治疗原则是什么?

快速纠正低血糖,立刻给予静脉50%葡萄糖液40～100 ml,继而以10%葡萄糖液500～1 000 ml维持,治疗和防止低血糖;激素替代治疗;纠正水、电解质紊乱和酸碱失衡;针对发病诱因治疗;对原发垂体疾病的治疗。

4. 甲亢危象的治疗原则是什么?

患有甲状腺功能亢进的重症患者一旦出现高热和精神状态改变,应积极针对甲亢危象进行治疗。① 脏器功能的保护和支持治疗:在代谢明显增高的情况下应保证充分的供氧。高热、呕吐及大量出汗易发生脱水及高钠血症,因此应需保证水及电解质平衡。补充葡萄糖可提供热量和糖原,同时还应补给大量维生素。合并心衰应积极处理。甲亢危象时肾上腺皮质激素的需要量增加,对有高热或休克者应加用肾上腺皮质激素,氢化可的松200～300 mg/d,或相当剂量的地塞米松。使用β-受体阻滞剂控制心率。② 针对诱因治疗,如有感染应抗菌治疗,有引发危象的其他疾病,应积极进行处理。③ 降低循环中甲状腺素水平:抑制甲状腺素的合成和释放,丙硫氧嘧啶或甲巯咪唑口服或鼻胃管给药。碘化钠溶液3滴,每天3次。血浆置换可降低循环中甲状腺素水平。

5. 简述应激性高血糖的特点。

(1) 应激性高血糖为急性、短时间的血糖升高,多数患者随着应激原缓减血糖恢复正常。

(2) 多数应激性高血糖患者的血清胰岛素、C-肽升高。

(3) 应激性高血糖患者以外周"胰岛素抵抗"为突出表现。

(4) 伴随着高代谢,以糖原异生为主。

第十六章　重症免疫

一、名词解释

1. 抗体（Ab）
2. 黏附分子
3. 人类白细胞抗原（HLA）
4. 免疫
5. 免疫应答
6. 非特异性免疫
7. 特异性免疫
8. 体液免疫
9. 细胞免疫
10. 抗原提呈

二、单项选择题

1. 黏膜相关淋巴组织中的 B 细胞主要分泌　　　　　　　　　　（　　）
    A. IgG　　　B. IgM　　　C. IgE　　　D. IgA　　　E. IgD
2. 成熟 B 淋巴细胞主要定居在淋巴结的哪个区域　　　　　　　（　　）
    A. 皮质区　　　　　　　　　B. 深皮质区
    C. 浅皮质区　　　　　　　　D. 副皮质区
    E. 髓窦
3. 识别抗原肽、提呈抗原的表面功能分子是　　　　　　　　　（　　）
    A. T 细胞受体　　　　　　　B. B 细胞受体
    C. 协同刺激分子　　　　　　D. MHC 分子
    E. 细胞因子受体
4. B 细胞约占外周血中淋巴细胞总数的　　　　　　　　　　　（　　）
    A. 5%～15%　　　　　　　　B. 15%～25%
    C. 25%～35%　　　　　　　　D. 35%～45%
    E. 45%～55%
5. 能显著刺激初始型 T 细胞的抗原提呈细胞是　　　　　　　　（　　）
    A. 单核/巨噬细胞　　　　　　B. B 细胞
    C. DC　　　　　　　　　　　D. Th 细胞
    E. NK 细胞
6. 已知功能最强的抗原提呈细胞是　　　　　　　　　　　　　（　　）
    A. Mφ　　　　　　　　　　　B. B 细胞
    C. DC　　　　　　　　　　　D. 成纤维细胞

E. 内皮细胞
7. 哪种免疫现象不是由 T 细胞介导的　　　　　　　　　　　（　　）
　　A. 迟发型超敏反应　　　　　　B. 调理作用
　　C. 抗肿瘤作用　　　　　　　　D. 同种移植排斥反应
　　E. 移植物抗宿主反应
8. 辅助性 T 细胞的主要功能是　　　　　　　　　　　　　　（　　）
　　A. 特异性杀伤作用　　　　　　B. 吞噬作用
　　C. 免疫辅助作用　　　　　　　D. 免疫抑制作用
　　E. 抗原递呈作用
9. 主要分布在 B 细胞表面、表示 B 细胞分化成熟的 Ig 是　　（　　）
　　A. IgA　　　B. IgD　　　C. IgE　　　D. IgG　　　E. IgM
10. 唯一可通过胎盘的免疫球蛋白是　　　　　　　　　　　　（　　）
　　A. IgA　　　B. IgD　　　C. IgE　　　D. IgG　　　E. IgM
11. 体液免疫中最先产生的免疫球蛋白是　　　　　　　　　　（　　）
　　A. IgA　　　B. IgD　　　C. IgE　　　D. IgG　　　E. IgM
12. 能辅助体液免疫的辅助性 T 细胞是　　　　　　　　　　　（　　）
　　A. Th_1　　B. Th_2　　C. Th_{17}　　D. Treg　　E. CTL

三、多项选择题

1. 免疫功能主要包括　　　　　　　　　　　　　　　　　　（　　）
　　A. 免疫防御　　　　　　　　　B. 自身稳定
　　C. 免疫监视　　　　　　　　　D. 体液免疫
　　E. 细胞免疫
2. 特异性识别抗原的受体是　　　　　　　　　　　　　　　（　　）
　　A. 补体受体　　　　　　　　　B. T 细胞受体
　　C. B 细胞受体　　　　　　　　D. NK 细胞受体
　　E. IgFc 受体
3. 非特异性免疫应答特点　　　　　　　　　　　　　　　　（　　）
　　A. 作用范围广　　　　　　　　B. 反应快
　　C. 有遗传性　　　　　　　　　D. 特异性免疫的基础
　　E. 维持时间长
4. 经典的 MHC Ⅰ类和Ⅱ类基因　　　　　　　　　　　　　（　　）
　　A. 产物有 Ag 提呈功能　　　　B. 显示极为丰富的多态性
　　C. 直接参与 T 细胞的激活和分化　　D. 调控免疫应答
　　E. 主要功能是决定移植物排斥

5. IgG 的特性和功能正确的是 （　）
　　A. 血清中含量最高　　　　　　　B. 体液免疫应答最先产生
　　C. 不可通过胎盘　　　　　　　　D. 半衰期最长
　　E. 分五个亚类
6. T 淋巴细胞的生物学活性包括 （　）
　　A. 介导细胞免疫　　　　　　　　B. 辅助体液免疫
　　C. 抗体依赖的细胞介导的细胞毒作用
　　D. 参与免疫调节　　　　　　　　E. 激活补体
7. 具有抗体依赖的细胞介导的细胞毒作用的免疫细胞是 （　）
　　A. 树突状细胞　　　　　　　　　B. 巨噬细胞
　　C. 中性粒细胞　　　　　　　　　D. 嗜碱性粒细胞
　　E. NK 细胞
8. 非特异性免疫细胞识别抗原的特点是 （　）
　　A. 非特异性识别　　　　　　　　B. 识别多种抗原的"共性"
　　C. 通过抗原特异性受体识别抗原　D. 通过模式识别受体识别抗原
　　E. 无 MHC 限制性
9. 专职性抗原提呈细胞有 （　）
　　A. DC　　　　　　　　　　　　　B. 单核/巨噬细胞
　　C. B 细胞　　　　　　　　　　　D. T 细胞
　　E. 中性粒细胞
10. 中枢免疫器官包括 （　）
　　A. 扁桃体　　　　　　　　　　　B. 骨髓
　　C. 淋巴结　　　　　　　　　　　D. 脾脏
　　E. 胸腺
11. 抗体 Fc 段介导的免疫效应包括 （　）
　　A. 中和作用　　　　　　　　　　B. 调理作用
　　C. 激活补体
　　D. 抗体依赖细胞介导的细胞毒作用
　　E. 迟发性超敏反应
12. 抗体 Fab 段介导的免疫效应包括 （　）
　　A. 中和作用　　　　　　　　　　B. 调理作用
　　C. 激活补体
　　D. 抗体依赖细胞介导的细胞毒作用
　　E. 识别抗原表位
13. 补体激活的途径包括 （　）

A. 内源性途径 B. 旁路途径
C. 经典途径 D. 非经典途径
E. 凝集素途径

14. 介导非特异性免疫应答的细胞有 （   ）
    A. 单核细胞 B. 中性粒细胞
    C. T 细胞 D. NK 细胞
    E. B 细胞

15. 介导特异性免疫应答的细胞有 （   ）
    A. 单核细胞 B. 中性粒细胞
    C. T 细胞 D. NK 细胞
    E. B 细胞

四、问答题

1. 什么是免疫？免疫系统的功能有哪些？
2. 简述 HLA 及主要功能。
3. 免疫应答的基本过程是什么？
4. 抗体有哪些生物学功能？
5. 补体有哪些生物学活性？
6. 简述危重病免疫功能障碍的主要治疗策略。

参 考 答 案

一、名词解释

1. **抗体（Ab）**：机体免疫细胞被抗原激活后，由分化成熟的 B 细胞合成的一类能与相应抗原特异性结合的具有免疫功能的球蛋白，是介导体液免疫的重要效应分子。

2. **黏附分子**：是众多介导细胞间或细胞与细胞外基质间黏附作用的分子的统称。

3. **人类白细胞抗原（HLA）**：即人类主要组织相容性抗原（MHC），包括 HLA Ⅰ类、Ⅱ类和Ⅲ类分子，具有极大多态性。HLA 主要生物学功能是作为抗原提呈分子将抗原提呈给 T 细胞，从而参与特异性免疫应答和免疫调节。

4. **免疫**：指机体识别"自己"和"非己"，产生免疫应答，以清除异己如病原微生物、受损或死亡的细胞，或者诱导免疫耐受，以维持自身内环境稳定的一种生理性防御机制。

5. 免疫应答:是机体非特异性和特异性识别并清除异己以维持自身稳定的过程。

6. 非特异性免疫:又称为固有性免疫应答,是生物体在长期种系发育和进化过程中逐渐形成,能对各种入侵的病原微生物等损伤刺激起快速防卫作用的应答反应。

7. 特异性免疫:又称为适应性免疫应答、获得性免疫应答,是指机体受抗原刺激后,体内抗原特异性淋巴细胞识别抗原,发生活化、增殖、分化或无能、凋亡,进而发挥一定生物学效应的过程。

8. 体液免疫:抗原进入机体后诱导相应的抗原特异性 B 细胞活化增殖并最终分化为浆细胞,产生特异性抗体进入体液,发挥免疫效应。

9. 细胞免疫:即 T 细胞介导的特异性免疫应答,指抗原进入机体后诱导抗原特异性 T 细胞活化增殖、分化,产生效应 T 细胞介导免疫效应的过程。

10. 抗原提呈:是指表达于抗原提呈细胞表面的抗原肽-MHC 分子复合物被 T 细胞识别,从而将抗原肽提呈给 T 细胞,诱导 T 细胞活化的过程。

二、单项选择题

1. D 2. C 3. D 4. A 5. C 6. C 7. B 8. C 9. B
10. D 11. E 12. B

三、多项选择题

1. ABC 2. BC 3. ABCD 4. ABCD 5. AD
6. ABD 7. BCE 8. ABDE 9. ABC 10. BE
11. BCD 12. AE 13. BCE 14. ABD 15. CE

四、问答题

1. 什么是免疫？免疫系统的功能有哪些？

免疫是指机体识别"自己"和"非己",产生免疫应答,以清除异己如病原微生物、受损或死亡的细胞,或者诱导免疫耐受,以维持自身内环境稳定的一种生理性防御机制。免疫系统是机体的一个重要的功能系统,担负着抵御外来微生物(免疫防御)、识别清除自身衰老死亡细胞(免疫自稳)与清除突变细胞(免疫监视)的功能。

2. 简述 HLA 及主要功能。

人类白细胞抗原即人类主要组织相容性抗原(MHC),包括 HLA Ⅰ类、Ⅱ类和Ⅲ类分子,具有极大多态性。HLA 主要生物学功能是作为抗原提呈分子将抗原提呈给 T 细胞,从而参与特异性免疫应答和免疫调节。

3. 免疫应答的基本过程是什么?

在抗原刺激下,机体的特异性免疫应答一般可分为启动、诱导和效应 3 个阶段。启动阶段是抗原处理、呈递和识别的阶段。诱导阶段是 B 细胞、T 细胞增殖分化,以及记忆细胞形成的阶段。效应阶段是效应 T 细胞、抗体等发挥免疫效应的阶段。

4. 抗体有哪些生物学功能?

抗体的生物学功能:① 中和作用:Ig 是执行体液免疫功能的主要效应分子,可变区可识别并特异性结合入侵的病毒或外毒素分子,阻止病毒进入细胞或中和毒素分子的毒性作用;② 调理作用:抗原-抗体结合后通过 Fc 段与表达 Fc 受体的吞噬细胞结合,从而易被吞噬细胞吞噬,此为 Ig 介导的调理作用;③ 激活补体:抗原-抗体结合后可激活补体,发挥溶细胞作用;④ 抗体依赖细胞介导的细胞毒作用:抗体与表达相应抗原的靶细胞结合,借助 Fc 段与表达 Fc 受体的效应细胞结合,后者对靶细胞发挥杀伤效应。

5. 补体有哪些生物学活性?

补体系统的功能包括:① 补体在细胞表面激活并形成膜攻击复合物,介导溶细胞效应;② 补体激活过程中产生不同的蛋白水解片段,从而介导各种生物学效应(调理作用、引起炎症反应、清除免疫复合物、免疫调节作用)。

6. 简述危重病免疫功能障碍的主要治疗策略。

危重病免疫功能障碍的主要治疗策略:控制原发病;免疫调理治疗;器官功能支持治疗;激素治疗;肾脏替代治疗;控制血糖;营养支持治疗等。

第三篇　基本技能

第一章　常规操作技术

一、名词解释

1. 气管插管术
2. 环甲膜穿刺术
3. 经皮扩张气管造口术
4. 颈内静脉置管术
5. 动脉穿刺术
6. 经外周中心静脉置管术
7. 腰椎穿刺点
8. 胸腔穿刺置管法
9. 腹腔穿刺引流术穿刺点
10. X 线辅助下鼻空肠管放置
11. 经皮穿刺内镜下胃造口术

二、单项选择题

1. 环甲膜穿刺术的穿刺点选择在　　　　　　　　　　　　　　（　）
   A. 环状软骨与第 1 气管软骨之间　　B. 第 1、2 气管软骨之间
   C. 甲状软骨与环状软骨之间　　　　D. 气管软骨与胸骨之间
   E. 第 1～3 气管软骨之间

2. 气管插管术不适用于下列哪种情况　　　　　　　　　　　　（　）
   A. 心跳呼吸骤停
   B. 严重呼吸衰竭
   C. 上呼吸道梗阻
   D. 高位脊髓损伤引起自主呼吸障碍者
   E. 支气管肺炎

3. 通常每次气管插管操作时间不应超过　　　　　　　　　　　（　）
   A. 15 秒　　B. 25 秒　　C. 30 秒　　D. 35 秒　　E. 10 秒

4. 经皮扩张气管造口术适用于哪种情况　　　　　　　　　　　（　）
   A. 长期机械通气　　　　　　B. 甲状腺癌
   C. 气胸　　　　　　　　　　D. 喉梗阻Ⅱ度
   E. 支气管肺炎

5. 气管插管时使用直喉镜时看到会厌后如何操作　　　　　　　（　）

A. 推进镜片,使其顶端抵达会厌谷处,然后上提喉镜

B. 直接用喉镜片挑起会厌暴露声门

C. 可将气管导管经口插入

D. 立即用弯钳将气管导管送入气管

E. 用气管导管挑起会厌后插入声门

6. 气管插管时使用弯喉镜时看到会厌后如何操作　　　　　(　　)

   A. 推进镜片,使其顶端抵达会厌谷处,然后上提喉镜

   B. 直接用喉镜片挑起会厌暴露声门

   C. 可将气管导管经口插入

   D. 立即用弯钳将气管导管送入气管

   E. 用气管导管挑起会厌后插入声门

7. 经皮扩张气管造口术穿刺点选择　　　　　　　　　　(　　)

   A. 环状软骨与第1气管软骨之间

   B. 第1、2气管软骨之间

   C. 甲状软骨与环状软骨之间

   D. 气管软骨与胸骨之间

   E. 第1~3气管软骨之间

8. 动脉置管术最常选择的部位是　　　　　　　　　　　(　　)

   A. 桡动脉　　　　　　　　　B. 颈动脉

   C. 股动脉　　　　　　　　　D. 腋动脉

   E. 锁骨下动脉

9. 颈内静脉穿刺置管术中位穿刺点是　　　　　　　　　(　　)

   A. 胸锁乳突肌的两脚之间　　B. 颈动脉三角顶点

   C. 胸骨上凹　　　　　　　　D. 锁骨中点下1 cm处

   E. 胸锁乳突肌上1/3处

10. 锁骨下静脉穿刺置管术最常见的并发症是　　　　　　(　　)

    A. 导管相关性感染　　　　　B. 损伤胸膜导致气胸

    C. 血栓形成　　　　　　　　D. 出血

    E. 锁骨下动脉损伤

11. 锁骨下静脉穿刺置管术选择穿刺点是　　　　　　　　(　　)

    A. 锁骨中点下2 cm处　　　　B. 胸骨上凹

    C. 胸锁关节处下2 cm处　　　D. 锁骨中点下1 cm处

    E. 锁骨外1/3处下1 cm

12. 下列哪一项不是经外周中心静脉置管术的适应证　　　(　　)

    A. 外周静脉不好,难以维持静脉输液的患者

B. 测定中心静脉压

C. 需给予对静脉刺激大的药物如化疗、静脉营养等

D. 输液治疗超过 1 周以上者

E. 20~30 周早产儿

13. 胸腔穿刺引流术的禁忌证有　　　　　　　　　　　　　　　　（　）

    A. 神志不清者　　　　　　　　　　B. 呼吸机辅助呼吸者

    C. 无绝对禁忌证,出血性疾病或有出血倾向者应慎用

    D. 严重肺部感染者　　　　　　　　E. 应用血管活性药物的患者

14. 下列哪项不是腹腔穿刺禁忌证　　　　　　　　　　　　　　　（　）

    A. 严重肠胀气　　　　　　　　　　B. 妊娠、卵巢囊肿

    C. 因既往手术或炎症腹腔内有广泛粘连者,结核性腹膜炎

    D. 急性腹膜炎　　　　　　　　　　E. 有肝昏迷先兆

15. 腰椎穿刺时,成人穿刺进针深度　　　　　　　　　　　　　　（　）

    A. 1~2 cm　　　　　　　　　　　　B. 2~3 cm

    C. 3~4 cm　　　　　　　　　　　　D. 4~6 cm

    E. 6~8 cm

16. 关于腹腔穿刺引流术穿刺点的选择,下列错误的是　　　　　　（　）

    A. 放腹水时通常选用左侧脐和髂前上棘间连线中外 1/3 的交点

    B. 诊断性腹腔灌洗术时常选脐和耻骨联合连线的中点上方 1 cm,偏左或右 1~1.5 cm 处

    C. 诊断性腹腔灌洗术时常选用左侧脐和髂前上棘间连线中外 1/3 的交点

    D. 腹腔内囊肿或脓肿的穿刺引流,需要在超声或 CT 定位或引导下选择最佳穿刺点

    E. 局限性或包裹性积液需要在超声或 CT 定位或引导下选择最佳穿刺点

17. 经鼻空肠置管术的禁忌证下列错误的是　　　　　　　　　　　（　）

    A. 无绝对禁忌证

    B. 鼻部、咽部疾病、外伤或新近手术者慎行

    C. 食管狭窄或梗阻,食管和胃腐蚀性损伤者慎行

    D. 面部创伤或颅底骨折合并脑脊液漏者为绝对禁忌

    E. 凝血功能障碍

18. 下列哪项不是经皮穿刺内镜下胃造口术的适应证　　　　　　　（　）

    A. 需要较长时间(>4 周)肠内营养的患者

    B. 短期肠内营养

    C. 口腔、颜面、咽、喉大手术

    D. 口腔及食管外伤或肿瘤造成进食困难

  E. 食管穿孔、食管-气管瘘或各种良恶性肿瘤所致食管梗阻

19. 下列不是经皮穿刺内镜下空肠造口术的适应证的是 （　　）
  A. 胃溃疡
  B. 各种神经系统疾病导致吞咽功能丧失或障碍
  C. 全身性疾病致严重营养不良但不能耐受手术造瘘
  D. 经鼻置管困难者　　　　　　E. 不能耐受经胃营养支持

20. 经皮穿刺内镜下空肠造口术的相对禁忌证是 （　　）
  A. 大量腹水　　　　　　　　　B. 腹膜透析
  C. 胃次全切除术后　　　　　　D. 生存时间不超过数天或数周
  E. 腹部局部皮肤感染

三、多项选择题

1. 经皮扩张气管造口术后需注意下列哪些情况的发生 （　　）
  A. 皮下气肿　　　　　　　　　B. 感染
  C. 气管壁溃疡　　　　　　　　D. 出血
  E. 喉头水肿

2. 如何判断气管导管正确插入气管内 （　　）
  A. 气管导管内持续有凝集的水蒸气
  B. 两肺部听诊有对称呼吸音,而上腹部听诊则无气过水声
  C. 按压胸廓有气体自导管逸出
  D. 接简易呼吸器人工通气见胸廓抬起
  E. 患者面色转红

3. 经鼻气管插管较经口插管下列说法哪些是正确的 （　　）
  A. 易于固定,便于口腔清洁
  B. 难度较大且费时,对操作者技术的要求较高
  C. 适用需长期插管患者或有口腔、颜面创伤患者
  D. 经鼻气管插管不适用于婴儿及儿童
  E. 两者无明显差异

4. 经皮扩张气管造口术的适应证有哪些 （　　）
  A. 长期机械通气者　　　　　　B. 喉炎喉梗阻Ⅲ度
  C. 急性会厌炎　　　　　　　　D. 气管异物
  E. 喉癌

5. 中心静脉置管适应证有 （　　）
  A. 休克,包括失血性、感染性休克
  B. 长时间不能进食,需深静脉营养的患者

C. 需长期输液,外周浅表静脉条件不好者

D. 呼吸道感染患者输液

E. 安装心脏起搏器

6. 常用于中心静脉置管术的静脉有 （　　）

 A. 大隐静脉   B. 股静脉

 C. 颈内静脉   D. 下腔静脉

 E. 锁骨下静脉

7. 经外周中心静脉置管术常选用的外周静脉有 （　　）

 A. 贵要静脉   B. 肘正中静脉

 C. 股静脉   D. 足背静脉

 E. 头静脉

8. 动脉置管术可选用的动脉有 （　　）

 A. 股动脉   B. 桡动脉   C. 颈动脉   D. 肱动脉   E. 足背动脉

9. 在进行经外周中心静脉置管术过程中以下正确的是 （　　）

 A. 要准确测量导管置入长度,以免进入右心房

 B. 置管过程中,同时嘱病人向穿刺侧转头并将下颌贴肩以防止导管误入颈静脉

 C. 切割导管时注意避免切断导丝

 D. 有凝血障碍者禁行 PICC

 E. 行穿刺时术肢与躯干呈 45°

10. 关于胸腔穿刺抽液量正确的是 （　　）

 A. 诊断性抽液 0～50 ml

 B. 减压抽液,首次不超过 600 ml,以后不超过 1 000 ml

 C. 检查肿瘤细胞,至少 100 ml

 D. 脓胸应尽量抽尽脓液,如果量多可放置闭式引流

 E. 儿童:婴幼儿每次不超过 150～200 ml,年长儿每次不超过 300～500 ml

11. 关于胸腔穿刺引流术穿刺点定位,下列叙述正确的有 （　　）

 A. 气胸一般选择在患侧锁骨中线第 2 肋间

 B. 包裹性气胸应先行 CT 定位

 C. 胸腔积液尤其是包裹性胸腔积液,应先行 B 超定位穿刺点,有条件的可在 B 超引导下实施穿刺

 D. 胸腔积液无需超声定位,可以直接在腋中线第 6 或 7 肋间

 E. 无 B 超定位情况下,应在胸部叩诊实音最明显处穿刺

12. 腰椎穿刺术禁忌证有 （　　）

 A. 已知或怀疑颅内或高位颈髓占位性病变

B. 已知或怀疑颅内高压,即将或已出现脑疝
C. 已知或怀疑颅内动脉瘤者
D. 完全性椎管堵塞或非交通性脑积水
E. 鞘内给药

13. 腰椎穿刺术中测量脑脊液压力下列正确的是 （   ）
    A. 正常压力为 8～18 cmHg
    B. 正常压力为 8～18 cmH$_2$O
    C. 正常压力为 5～10 cmH$_2$O
    D. 大于 20 cmH$_2$O 提示颅内压增高
    E. 低于 7 cmH$_2$O 提示颅内压降低

14. 心包穿刺适应证是 （   ）
    A. 抽液检查,以确定积液性质及病因
    B. 急性心包积血或大量积液有填塞症状时,放液治疗
    C. 化脓性心包炎穿刺排脓
    D. 心包腔内注射药物
    E. 心影增大

15. 心包穿刺部位选择 （   ）
    A. 左侧第 5 肋间锁骨中线内   B. 左侧第 5 肋间锁骨中线外
    C. 剑突与右肋弓夹角内   D. 剑突与左肋弓夹角内
    E. 胸骨右缘第 4 肋间

16. 经鼻空肠置管术的适应证是 （   ）
    A. 拟 EN 治疗,但经胃 EN 不耐受甚至需要胃肠减压的高危患者
    B. 所有需要 EN 治疗者
    C. 食管或胃术后吻合口瘘
    D. 易发反流、误吸的危重症患者
    E. 使用呼吸机的患者

17. 经鼻空肠置管的方法有 （   ）
    A. 盲插法   B. X 线辅助下放置
    C. CT 辅助下放置   D. 内镜辅助下放置
    E. 超声辅助下放置

18. 经皮穿刺内镜下胃造口术的绝对禁忌证是 （   ）
    A. 无绝对禁忌证   B. 严重凝血功能障碍
    C. 暂时性肠梗阻,腹膜炎   D. 胃壁静脉曲张
    E. 无胃

19. 经皮穿刺内镜下胃造口术的相对禁忌证是 （   ）

A. 腹膜炎 B. 腹膜透析
C. 不能从腹壁看到透光点 D. 胃次全切除术后
E. 腹部局部皮肤感染

20. 经皮穿刺内镜下胃造口术中如何选择造口的最佳位置 （ ）
A. 腹壁最平坦的部位
B. 胃腔内胃镜照射腹壁的光线最强
C. 胃壁与腹壁距离最短
D. 超声定位判断
E. 凭经验选择

21. 经皮穿刺内镜下空肠造口术的绝对禁忌证是 （ ）
A. 严重凝血功能障碍 B. 暂时性肠梗阻
C. 大量腹水 D. 胃壁静脉曲张
E. 肠道吸收障碍

四、问答题

1. 简述气管插管步骤。
2. 简述气管插管的适应证。
3. 简述经皮扩张气管造口术的适应证。
4. 简述颈内静脉中路置管术步骤。
5. 简述深静脉置管的禁忌证。
6. 简述胸腔穿刺术操作要点。
7. 简述腹腔穿刺引流术操作要点。
8. 简述经皮穿刺内镜下胃造口术的适应证。
9. 简述经皮穿刺内镜下胃造口术的禁忌证。
10. 简述鼻空肠管放置的适应证。

参 考 答 案

一、名词解释

1. 气管插管术：气管插管术是将一特制的气管导管经声门置入气管的技术，这一技术是快速建立人工气道，进行有效通气的最佳方法之一。
2. 环甲膜穿刺术：是临床上对有呼吸道梗阻、严重呼吸困难的病人采用的急救方法之一，可为气管切开术赢得时间，是现场急救的重要组成部分。其通过穿刺针于环甲膜处穿刺入气管腔从而达到迅速缓解呼吸困难目的。

3. 经皮扩张气管造口术：经皮扩张气管造口术（percutaneous dilational tracheostomy，PDT）是一种相对操作简便、微创安全、能迅速有效建立人工气道的气管切开方法。

4. 颈内静脉置管术：将中心静脉导管插入颈内静脉的过程。根据穿刺点不同分为前路、中路和后路进针法穿刺。常用于中心静脉压监测、休克快速输液或安装起搏器等。

5. 动脉穿刺术：将穿刺针置入动脉以进行动脉压监测或获得动脉血标本行血气分析。常用有桡动脉、足背动脉、股动脉、肱动脉穿刺。

6. 经外周中心静脉置管术：简称PICC，即为经外周静脉（贵要静脉、肘正中静脉、头静脉）穿刺置管，使导管尖端位于上腔静脉中，可为患者提供中长期的静脉输液治疗。

7. 腰椎穿刺点：病人取侧卧位，背部与床面垂直，头颈向前屈曲，下肢屈曲至腹部，背部弓形向穿刺者，两侧髂嵴最高点连线上的腰椎突起为L4棘突，通常选用L3～L4间隙作为腰椎穿刺点。

8. 胸腔穿刺置管法：此法插入的引流管较细，用于引流胸腔内气体或引流较稀薄的液体。超声或CT定位后局部消毒、铺巾和局部麻醉。麻醉后，左手拇指及食指固定好穿刺点周围软组织，右手持套管针，食指固定在距针尖4～6 cm处，以防刺入过深。套管针紧贴肋骨上缘，缓慢用力转动使之逐渐刺入，当套管针尖端进入胸腔时有突然落空感。导入引流管后固定并接水封瓶。

9. 腹腔穿刺引流术穿刺点：放腹水时通常选用左侧脐和髂前上棘间连线中外1/3的交点。诊断性腹腔灌洗术时常选脐和耻骨联合连线的中点上方1 cm，偏左或右1～1.5 cm处。局限性或包裹性积液、脓肿、囊肿等需要在超声或CT定位或引导下选择最佳穿刺点。

10. X线辅助下鼻空肠管放置：是一种经鼻空肠管置入方法，以常规置胃管方法将鼻空肠管置入胃内，进一步推送至幽门附近，在X线透视辅助下，将超滑导丝送入并通过幽门、十二指肠降部、水平部和升部，进入上段空肠。

11. 经皮穿刺内镜下胃造口术：经皮穿刺内镜下胃造口术（percutaneous endoscopic gastrostomy，PEG）是经胃穿刺建立的肠内营养长期通道，是一种安全、有效的非手术方法。

二、单项选择题

1. C　2. E　3. C　4. A　5. B　6. A　7. E　8. A　9. B
10. B　11. D　12. B　13. C　14. D　15. D　16. C　17. D　18. B
19. A　20. C

三、多项选择题

1. ABCD　　2. ABCD　　3. ABC　　4. ABCD　　5. ABCE
6. BCE　　7. ABE　　8. ABDE　　9. ABCD　　10. BCDE
11. ABCE　　12. ABCD　　13. BDE　　14. ABCD　　15. BDE
16. ACD　　17. ABDE　　18. BCDE　　19. BCDE　　20. BC
21. ABDE

四、问答题

1. 简述气管插管步骤。

(1) 插管前的准备:准备和检查插管所需的设备,插管前患者简易呼吸器加压给氧2分钟。

(2) 患者取仰卧位,头后仰,使口、咽、喉轴线尽量呈一直线。

(3) 以右手拇指、食指和中指提起下颌,并使患者张口,以左手持喉镜沿口角右侧置入口腔,将舌体推向左侧,沿正中线缓慢轻柔通过腭垂,至舌根见会厌。如用弯喉镜片,则推进镜片,使其顶端抵达会厌谷处,然后上提喉镜间接提起会厌暴露声门。如用直喉镜片则直接用喉镜片挑起会厌暴露声门。

(4) 当看到声带时,右手持气管导管,通过声门进入气管。看到充气囊通过声带,喉镜退出,再将导管插深1 cm,记录在门齿上的导管标记的厘米数。

(5) 立即塞入牙垫,套囊充气。检查确定气管导管是否在气管内。将导管与牙垫用胶布固定,并与患者面部固定。

2. 简述气管插管的适应证。

(1) 心跳、呼吸骤停。

(2) 严重呼吸衰竭。

(3) 不能自主清除上呼吸道分泌物、胃内容物反流,或气道出血,随时有误吸者。

(4) 存在有上呼吸道损伤、狭窄、阻塞、气管-食管瘘等影响正常通气者。

(5) 全身麻醉手术的需要。

3. 简述经皮扩张气管造口术的适应证。

(1) 各种原因导致的气管插管困难,包括急性咽喉炎、上呼吸道烧伤等。

(2) 预期或需要较长时间机械通气治疗。

(3) 气道保护机制持续性受损,如神经系统疾病、药物中毒等引起昏迷、吞咽困难。

(4) 颌面部、头颈部大手术或严重创伤的患者,可预防性气管切开。

(5) 高位颈椎损伤,特别是损伤后即出现呼吸困难者,应及时施行气管切开。

4. 简述颈内静脉中路置管术步骤。

（1）患者仰卧位，头偏向对侧，后仰，肩下垫枕。

（2）局部消毒皮肤，铺洞巾，局麻。

（3）右手持穿刺针，在颈动脉三角顶点，环状软骨水平，颈内动脉外侧 0.5～1.0 cm 将针刺入皮肤，针头与矢状面呈 30°，方向指向同侧乳头。注射器保持负压，针头进入血管后就可顺利抽吸到大量暗红色血液。

（4）针头进入颈内静脉后，用 Seldinger 法置入导管。

5. 简述深静脉置管的禁忌证。

（1）置管处皮肤感染。

（2）穿刺部位静脉血栓形成。

（3）凝血功能障碍。

6. 简述胸腔穿刺术操作要点。

（1）病人体位：重症患者一般取半坐卧位，患侧前臂置于枕部或前胸部。

（2）穿刺点定位：气胸一般选择在患侧锁骨中线第 2 肋间，包裹性气胸应先行 CT 定位；胸腔积液尤其是包裹性胸腔积液，应先行 B 超定位穿刺点，有条件的可在 B 超引导下实施穿刺。无 B 超定位情况下，应在胸部叩诊实音最明显处穿刺。

（3）消毒，铺无菌洞巾。2% 利多卡因沿穿刺点逐层局部麻醉。

（4）穿刺：左手固定穿刺部位局部皮肤，右手持穿刺针（针尾的橡胶管以止血钳夹闭），沿麻醉部位经肋骨上缘垂直缓慢刺入，当针尖抵抗感突然消失后表示针尖已进入胸膜腔。

（5）抽液：针尾橡胶管接 50 ml 空针，抽液计量并留取标本送检。诊断性抽液 50～100 ml；减压抽液，首次不超过 600 ml，以后不超过 1 000 ml；脓胸应尽量抽尽脓液，如果量多可放置闭式引流。

（6）如需胸腔内注药，在抽液结束后，将药液用注射器抽好，回抽少量胸水稀释，然后缓慢注入胸腔内。

（7）抽气减压治疗时，少量气胸，可以按抽液方法，用注射器反复抽气，直至病人呼吸困难缓解为止。中等量以上或张力性气胸，应行胸腔闭式引流。

（8）术后观察：观察术后反应，注意有无并发症，如气胸、肺水肿等。

7. 简述腹腔穿刺引流术操作要点。

（1）病人体位：患者平卧位或半卧位，排空膀胱。

（2）穿刺点选择：放腹水时通常选用左侧脐和髂前上棘间连线中外 1/3 的交点。诊断性腹腔灌洗术时常选脐和耻骨联合连线的中点上方 1 cm，偏左或右 1～1.5 cm 处。局限性或包裹性积液、脓肿、囊肿等需要在超声或 CT 定位或引导下选择最佳穿刺点。

(3) 消毒,铺无菌孔巾,1%~2%利多卡因局部麻醉达壁腹膜。穿刺针逐步刺入腹腔时抵抗感突然消失。

(4) 诊断性抽液时,直接用注射器抽吸少量腹水即可。

(5) 腹腔穿刺置管法:需要持续腹腔放液及减压时,可用穿刺置管法,置管成功后接引流袋引流。腹腔放液不宜过多、过快,一般每次不超过3 000 ml。

8. 简述经皮穿刺内镜下胃造口术的适应证。

需要较长时间(>4周)肠内营养的患者(各种神经系统疾病导致吞咽功能丧失或障碍,全身性疾病致严重营养不良但不能耐受手术造瘘);经鼻置管困难者(口腔及食管外伤或肿瘤造成进食困难,口腔、颜面、咽、喉大手术,食管穿孔、食管-气管瘘或各种良恶性肿瘤所致食管梗阻)。

9. 简述经皮穿刺内镜下胃造口术的禁忌证。

绝对禁忌证:严重凝血功能障碍,暂时性肠梗阻,腹膜炎,胃壁静脉曲张,无胃,存在不能行胃镜检查的疾病。

相对禁忌证:大量腹水,腹膜透析,不能从腹壁看到透光点,胃次全切除术后,生存时间不超过数天或数周,腹部局部皮肤感染。

10. 简述鼻空肠管放置的适应证。

适用于经胃肠内营养不耐受(常见于糖尿病、肾功能障碍、消化道手术、重症急性胰腺炎、幽门梗阻、严重颅脑外伤、持续镇静、应用儿茶酚胺、应用阿片类制剂等),甚至需要胃肠减压的高危患者,食管或胃术后吻合口瘘,易发反流、误吸的重症患者。

第二章 重症监测技术

一、名词解释

1. 血氧饱和度
2. 肺顺应性
3. 肺静态顺应性
4. 肺动态顺应性
5. 内源性 PEEP
6. 口腔闭合压(P0.1)
7. 跨膈压(Pdi)
8. 中心静脉压(CVP)
9. PiCCO
10. 肺动脉漂浮导管监测
11. NICO
12. 氧输送(DO_2)
13. 氧消耗(VO_2)
14. 氧摄取率(O_2ER)
15. 氧债(oxygen debt)
16. 颅内压(ICP)
17. 颅内压增高
18. 脑电图(EEG)
19. 经颅多普勒(TCD)
20. 脑电双频指数(BIS)
21. 腹腔内压力(IAP)
22. 腹腔高压综合征(ACS)
23. 胃黏膜 pH 值(pHi)
24. 重症超声
25. A 线
26. "胸膜滑动征"(LS)
27. 经颅多普勒动脉搏动指数(PI)
28. 彗尾征(CTA)

二、单项选择题

1. 混合静脉血氧饱和度检测需留取哪种血标本 （　）
   A. 上腔静脉血　　　　　　　B. 下腔静脉血
   C. 颈内静脉血　　　　　　　D. 肺动脉血
   E. 右心房血

2. 呼气末二氧化碳分压上升支为 （　）
   A. 吸气开始　　　　　　　　B. 吸气末
   C. 呼气开始　　　　　　　　D. 呼气末
   E. 呼吸气流暂停

3. 呼气末二氧化碳分压下降支为 （　）
   A. 吸气开始　　　　　　　　B. 吸气末
   C. 呼气开始　　　　　　　　D. 呼气末
   E. 呼吸气流暂停

4. 经皮氧分压主要反映的是　　　　　　　　　　　　　　　　（　　）
   A. 动脉血氧分压　　　　　　　　B. 周围静脉血氧分压
   C. 中心静脉血氧分压　　　　　　D. 毛细血管血氧分压
   E. 局部组织灌注水平和氧分压
5. 关于肺压力-容积曲线,错误的是　　　　　　　　　　　　（　　）
   A. 反映呼吸系统的顺应性
   B. 低位转折点反映肺泡开始开放
   C. 高位转折点反映部分肺泡过度膨胀
   D. 吸气支呈"S"形
   E. 正常人应该出现低位转折点
6. 监测肺压力-容积曲线,错误的是　　　　　　　　　　　　（　　）
   A. 需要充分镇静
   B. 可计算气道阻力和肺顺应性
   C. 可指导 PEEP 水平和潮气量的设置
   D. 有助于判断 ARDS 患者的病程
   E. 应动态监测 P-V 曲线
7. 关于呼吸力学指标,错误的是　　　　　　　　　　　　　（　　）
   A. 最大吸气压反映呼吸肌综合力量
   B. 0.1 秒口腔闭合压(P0.1)反映呼吸中枢驱动压
   C. 最大跨膈压反映膈肌力量
   D. 膈肌电活动(Edi)反映呼吸中枢驱动
   E. 膈肌肌电图主要反映呼吸中枢驱动
8. 关于肺静态顺应性,错误的是　　　　　　　　　　　　　（　　）
   A. 需要暂时阻断气流测定
   B. 静态顺应性＝潮气量/(吸气峰值压-PEEP)
   C. 正常值为 $0.2\ L/cmH_2O$
   D. 反映肺弹性阻力大小
   E. 可评价和指导机械通气模式的调整
9. 关于肺动态顺应性,错误的是　　　　　　　　　　　　　（　　）
   A. 不需要阻断气流测定
   B. 动态顺应性 ＝ 潮气量/(平台压-PEEP)
   C. 受气道阻力大小影响
   D. 受肺弹性阻力大小影响
   E. 可评价和指导机械通气模式的调整
10. 关于经皮二氧化碳分压($PtcCO_2$),下列叙述错误的是　（　　）

A. PtcCO₂ 监测是一种无创的组织 PCO₂ 监测方法

B. 组织低灌注时,PtcCO₂ 数值明显降低

C. PtcO₂ 和 PtcCO₂ 作为反映局部皮肤组织灌注的指标

D. PtcCO₂ 监测受动脉氧合情况、皮肤角质层厚度、皮温、血管活性药等因素影响

E. 监测 PtcCO₂ 应注意避免局部皮肤烧伤和压力性坏死

11. 改良 Allen 试验中,提示尺动脉血供延迟,观察手掌由白转红的时间为 ( )

    A. <3 秒   B. <6 秒

    C. 3~6 秒   D. 7~15 秒

    E. >15 秒

12. 正常动脉压力波形的重搏切迹表示 ( )

    A. 心室快速射血   B. 血液经大动脉流向外周

    C. 主动脉瓣关闭   D. 主动脉瓣开放

    E. 三尖瓣开放

13. 正常动脉压力波形的上升支表示 ( )

    A. 心室快速射血   B. 血液经大动脉流向外周

    C. 主动脉瓣关闭   D. 主动脉瓣开放

    E. 三尖瓣开放

14. 正常动脉压力波形的下降支表示 ( )

    A. 心室快速射血   B. 血液经大动脉流向外周

    C. 主动脉瓣关闭   D. 主动脉瓣开放

    E. 三尖瓣开放

15. 从主动脉到外周动脉,动脉压力波形的变化,以下正确的是 ( )

    A. 上升支逐渐平缓   B. 波幅逐渐减小

    C. 收缩压逐渐降低   D. 舒张压逐渐升高

    E. 重搏切迹越不明显

16. 有创血压监测的临床意义,以下叙述错误的是 ( )

    A. 可提供准确、可靠和连续的动脉血压数据

    B. 依据有创动脉血压波形的上升支的斜率反映心肌收缩力

    C. 为反复抽取血气分析提供便利

    D. 避免反复穿刺动脉导致的损伤、感染等并发症

    E. 可用来判断休克类型

17. 中心静脉压监测时参考零点选择 ( )

    A. 腋中线第 3 肋间   B. 腋中线第 4 肋间

C. 腋中线第 5 肋间　　　　　　　　D. 腋前线第 4 肋间

E. 腋前线第 3 肋间

18. 中心静脉压监测时，如参考零点置于腋前线第 4 肋间，测得的 CVP 数值较实际值　　　　　　　　　　　　　　　　　　　　　　　（　　）

    A. 高　　　　　　　　　　　　　B. 低

    C. 不变　　　　　　　　　　　　D. 无法判断

    E. 应视具体情况而定

19. 中心静脉压波形呈现 a、c、v 三个正向波和 x、y 两个负向波，其中 a 波代表　　　　　　　　　　　　　　　　　　　　　　　　　　（　　）

    A. 三尖瓣开放

    B. 右心室收缩时右心房被动充盈

    C. 三尖瓣关闭时瓣叶轻度向右房突出引起右房压轻微增加

    D. 心房舒张和心室收缩带动三尖瓣环关闭、房室连接处向下运动

    E. 心房收缩

20. 静脉压波形呈现 a、c、v 三个正向波和 x、y 两个负向波，其中 v 代表
    　　　　　　　　　　　　　　　　　　　　　　　　　　　　　（　　）

    A. 三尖瓣开放

    B. 右心室收缩时右心房被动充盈

    C. 三尖瓣关闭时瓣叶轻度向右房突出引起右房压轻微增加

    D. 心房舒张和心室收缩带动房室连接处向下运动

    E. 心房收缩

21. 中心静脉压波形呈现 a、c、v 三个正向波和 x、y 两个负向波，其中 x 波代表　　　　　　　　　　　　　　　　　　　　　　　　　　（　　）

    A. 三尖瓣开放

    B. 右心室收缩时右心房被动充盈

    C. 三尖瓣关闭时瓣叶轻度向右房突出引起右房压轻微增加

    D. 心房舒张和心室收缩带动房室连接处向下运动

    E. 心房收缩

22. 经食管超声心动图检查的禁忌证是　　　　　　　　　　　　　（　　）

    A. 二尖瓣、三尖瓣及主动脉瓣病变

    B. 感染性心内膜炎

    C. 胸腔、纵隔畸形

    D. 主动脉扩张及主动脉夹层

    E. 先天性心脏病的诊断、鉴别诊断及分型

23. 下列哪项不是肺动脉漂浮导管监测的禁忌证　　　　　　　　　（　　）

A. 心包填塞　　　　　　　　　　B. 穿刺点局部感染
C. 严重凝血功能障碍　　　　　　D. 完全性左束支传导阻滞
E. 心脏及大血管内附有血栓

24. 如果心输出量减少,则热稀释曲线　　　　　　　　　　　　（　　）
    A. 液体注入后血温变化相对不明显
    B. 曲线下面积减小　　　　　　C. 上升支更加平缓
    D. 下降支更加陡直　　　　　　E. 曲线下面积变大

25. 下列哪项不是全身氧代谢监测指标　　　　　　　　　　　（　　）
    A. 氧输送(DO_2)　　　　　　　B. 血乳酸浓度
    C. 混合静脉血氧饱和度(SvO_2)　D. 动脉血 pH 值
    E. 冠状窦静脉血氧分压

26. 下列哪项属于器官氧代谢监测指标　　　　　　　　　　　（　　）
    A. 氧输送(DO_2)　　　　　　　B. 血乳酸浓度
    C. 混合静脉血氧饱和度(SvO_2)　D. 动脉血 pH 值
    E. 胃黏膜 pH 值(pHi)

27. 下列哪项属于直接监测微循环的指标　　　　　　　　　　（　　）
    A. 胃黏膜 pHi 测定法　　　　　B. 旁流暗场(SDF)成像技术
    C. 混合静脉血氧饱和度(SvO_2)　D. 动脉血乳酸
    E. 组织二氧化碳分压(PCO_2)测定

28. 关于中心静脉血氧饱和度($ScvO_2$),错误的是　　　　　　　（　　）
    A. 中心静脉血来自上腔静脉或右心房
    B. 是脑和躯体的上半部分静脉回流血
    C. 重症患者中 $ScvO_2$ 通常较 SvO_2 高
    D. $ScvO_2$ 可替代 SvO_2 用于评价全身氧代谢
    E. EGDT 中要求 $ScvO_2 > 65\%$

29. 关于氧债(oxygen debt),错误的是　　　　　　　　　　　（　　）
    A. 反映机体的缺氧程度
    B. 取决于氧需与机体实际氧耗量的关系
    C. 氧耗量与氧需的差值大于零时,无氧债
    D. 氧耗量与氧需的差值小于零时,机体存在氧债
    E. 组织是否缺氧取决于氧供是否充足

30. 在正常状态下,颅内压的值是　　　　　　　　　　　　　（　　）
    A. 12 mmHg 以下　　　　　　　B. 15 mmHg 以下
    C. 20 mmHg 以下　　　　　　　D. 30 mmHg 以下
    E. 41 mmHg 以下

31. 颅内压监测高颅压的数值为 （ ）
  A. 10 mmHg B. 15 mmHg
  C. 18 mmHg D. 20 mmHg
  E. 25 mmHg

32. 脑电双频指数在一定程度上可反映镇静的深度，一般 BIS 为多少表示镇静有效 （ ）
  A. 85～100 B. 65～84
  C. 40～65 D. 30～40
  E. 0～30

33. 患者，男性，65 岁，因"头部外伤后神志不清 2 小时"入院，有创颅内压监测提示患者颅内压（ICP）为 30 mmHg，该患者属于 （ ）
  A. 正常颅内压 B. 颅内压轻度升高
  C. 颅内压中度升高 D. 颅内压重度升高
  E. 尚不能判断

34. 计算大脑灌注压参数的是下列哪一项 （ ）
  A. 动脉收缩压和颅内压 B. 动脉舒张压和颅内压
  C. 平均动脉压和颅内压 D. 脑血流量和脑血管阻力
  E. 脑血流量和颅内压

35. 下列经颅多普勒（TCD）的描述中，错误的是 （ ）
  A. 不能定量反映脑血流量 B. 可反映局部血流分布变化
  C. 可反映某一动脉供应区脑灌注变化
  D. 正确定出平均流速（V_{mean}）自动调节的上下限
  E. 可反映出脑血流的 CO 反应性

36. 诊断腹腔高压综合征，腹腔压力需大于 （ ）
  A. 10 mmHg B. 20 mmHg
  C. 25 mmHg D. 30 mmHg
  E. 35 mmHg

37. 间接法测量腹腔内压力常用的方法是 （ ）
  A. 经膀胱测压法 B. 经股静脉测压法
  C. 经胃测压法 D. 经直肠测压法
  E. 腹腔穿刺测压

38. 经膀胱测压法零点选择在什么部位 （ ）
  A. 髂前上棘 B. 耻骨联合
  C. 髂后上棘 D. 腋中线
  E. 腋后线

39. 经膀胱测压法膀胱内注射生理盐水的量是多少　　　　　　　（　　）
    A. 15 ml　　B. 25 ml　　C. 100 ml　　D. 200 ml　　E. 50 ml

40. 经膀胱测压法在何时读取数值　　　　　　　　　　　　　（　　）
    A. 吸气时　B. 吸气末　C. 呼气时　D. 呼气末　E. 吸气初

41. 营养代谢通过何种方法可以间接测量出测试者能量及蛋白质、脂肪、糖的消耗　　　　　　　　　　　　　　　　　　　　　　　　（　　）
    A. Weir Equation 公式　　　　　B. Frank-Starling 曲线
    C. 跑步机　　　　　　　　　　　D. Frank 定律
    E. Cockroft-Gault(CG)公式

42. 糖、蛋白、脂肪的转化为能量的效率比例为　　　　　　　（　　）
    A. 4:9:4　　B. 9:4:4　　C. 9:9:4　　D. 4:4:9　　E. 3:3:3

43. 营养代谢车能量测试系统测试 REE 时在下列哪个环境是合适的（　　）
    A. 温度12℃,湿度60%　　　　　B. 温度20℃,湿度90%
    C. 温度25℃,湿度30%　　　　　D. 温度25℃,湿度70%
    E. 温度20℃,湿度60%

44. 左室松弛性异常所致舒张功能不全超声表现为　　　　　　（　　）
    A. IVRT 延长,二尖瓣 E 峰速度减低、减速时间延长,E/A<1
    B. IVRT 缩短,二尖瓣 E 峰减速时间缩短,E 峰速度增高,A 峰速度减小甚至消失
    C. IVRT 延长,二尖瓣 E 峰速度增高、减速时间延长,E/A>1
    D. IVRT 缩短,二尖瓣 E 峰减速时间增高,E 峰速度减少,A 峰速度增加
    E. IVRT 缩短,二尖瓣 E 峰减速时间延长,E 峰速度增高,A 峰速度减小甚至消失

45. 肺实变的特异性征象　　　　　　　　　　　　　　　　　（　　）
    A. B7 线　　　　　　　　　　　B. 支气管气象征
    C. B3 线　　　　　　　　　　　D. 存在 A 线、肺点
    E. 胸膜滑动征消失而出现肺搏动征

46. 以下说法正确的是　　　　　　　　　　　　　　　　　　（　　）
    A. Tei 指数,又称心肌做功指数,它等于等容收缩期时间＋等容舒张期时间,再除以射血时间,正常值5～8
    B. 肾脏阻力指数(RI)是评估肾脏灌注的重要工具,超过 0.7 认为肾脏血流阻力升高
    C. 发现肺点,100%排除气胸
    D. Simpson's 方程和面积长度法不适用于心室壁矛盾运动的患者
    E. 胸膜滑动征消失则能 100%排除气胸

47. 以下说法正确的是 （　　）

A. 自主呼吸时下腔静脉内径小且吸气塌陷非常明显（>40%），预测容量反应性阳性结果的可能性非常大

B. RVSP=ΔP-CVP

C. 室壁收缩期增厚率（$\Delta T\%$）=（T_s 室壁收缩末期厚度—T_d 室壁舒张末期厚度）/T_d×100%，正常值<30%

D. 每搏量 SV=A×VTI，式中 A 代表瓣口面积，VTI 代表收缩期或舒张期流经瓣口血流的血流速度积分

E. 胸膜滑动征消失则能 100% 排除气胸

48. 胸腔积液在超声上表现为 （　　）

A. 高回声区　　　　　　　　B. 正弦波征

C. 牛眼征　　　　　　　　　D. A 线

E. 肺点

三、多项选择题

1. 机械通气时计算气道阻力需要下列哪些参数 （　　）

A. 气道峰值压力　　　　　　B. 吸气平台压力

C. 吸气流速　　　　　　　　D. 潮气量

E. 吸气时间

2. 二氧化碳波形曲线分为哪几个部分 （　　）

A. 斜坡支　　　　　　　　　B. 下降支

C. 平台　　　　　　　　　　D. 基线

E. 上升支

3. 直接影响 $PtcO_2$ 和 $PtcCO_2$ 监测结果准确性的因素有哪些 （　　）

A. 患者皮肤角质层厚度　　　B. 皮肤温度

C. 皮下组织水肿　　　　　　D. 应用血管活性药

E. 患者年龄

4. 关于膈肌电活动正确的是 （　　）

A. 膈肌电信号可直接评价膈肌功能

B. 膈肌肌电图反映膈肌电生理活动和功能状态

C. 膈肌电图高频波与低频波比率反映呼吸肌疲劳

D. 颤搐性跨膈压反映呼吸中枢驱动

E. 膈肌电活动可早期诊断膈肌疲劳

5. 影响经皮血氧饱和度准确性的因素有哪些 （　　）

A. 患者皮肤厚度　　　　　　B. 组织灌注状况

C. 应用血管活性药 D. SpO_2 低于 90%
E. 患者体位

6. 关于呼气末二氧化碳,正确的有哪些 ( )
A. 能及时发现呼吸机故障 B. 有助于确定气管插管位置
C. 反映呼吸中枢驱动 D. 反映患者通气功能及循环功能
E. 能反映肺血流情况

7. 内源性呼气末正压(PEEPi)可见于以下患者 ( )
A. 呼吸机参数设置不当,呼气时间过短的患者
B. 肺癌患者 C. 哮喘患者
D. COPD 患者 E. 支气管扩张症患者

8. 下列属于呼吸阻力中非弹性阻力的是 ( )
A. 气道阻力 B. 惯性阻力
C. 吸气末屏气时气道内平台压 D. 胸廓弹性阻力
E. 组织的黏滞阻力

9. 下列关于存在内源性呼气末正压时呼吸波形描述正确的是 ( )
A. 流速-时间波形上呼气末气流不能降至零时
B. 压力-时间波形上存在内源性 PEEP 伴有动态过度膨胀时,呼气末压力-时间波形不能回到基线,或高于设置的外源性 PEEP 水平
C. 存在内源性 PEEP 时,呼气末压力肯定不能回到基线
D. 内源性 PEEP 随着外源性 PEEP 增加而增加
E. 内源性 PEEP 随着气道峰压的增加而增加

10. 呼气末二氧化碳分压升高常见于 ( )
A. 通气不足 B. 代谢性碱中毒
C. 输注碳酸氢钠 D. 低体温
E. 呼吸性碱中毒

11. 关于中心静脉压监测,正确的是 ( )
A. 反映胸腔内大静脉或右心房的压力
B. 无三尖瓣病变时可以反映右心室舒张末期充盈压
C. 评价左心前负荷和有效循环血容量
D. 正常值为 5~12 mmHg
E. 受到血容量、心功能、血管活性药物、机械通气、腹内压等多重因素影响

12. 关于 PiCCO 监测的临床应用,正确的是 ( )
A. 可以判断休克类型,了解心泵功能
B. 直接反映肺水肿的严重程度
C. 鉴别肺水肿类型

D. 指导容量状态的评估和管理

E. 无法评价重症患者的预后

13. 关于肺动脉楔压(PAWP)，下列说法正确的是 （   ）

    A. 是评估肺毛细血管静水压和左心室前负荷的一项重要指标

    B. 正常值为 8～15 mmHg

    C. 与中心静脉压相比，能够更准确的反映机体容量状态

    D. 一般选择在吸气末来测量 PAWP 以减少胸膜腔内压力的影响

    E. PAWP>15 mmHg 提示容量过多或伴心功能不全

14. 关于无创心功能监测，正确的是 （   ）

    A. 生物阻抗法(TEB)基本原理为欧姆定律(电阻＝电压/电流)

    B. 肺水肿、胸腔积液、胸壁水肿等胸腔基础阻抗低的患者，TEB 测量值并不可靠

    C. NICO 测定原理为改良 Fick 方程

    D. NICO 适用于应用无创机械通气的成人患者

    E. NICO 禁忌证包括无法耐受 $PaCO_2$ 轻微上升、潮气量过低及严重肺部病变患者

15. 下列哪些属于间接监测微循环的指标 （   ）

    A. 胃黏膜 pHi 测定法　　　　　　B. 正交极化光谱(OPS)

    C. 混合静脉血氧饱和度(SvO_2)　　D. 动脉血乳酸

    E. 组织二氧化碳分压(PCO_2)测定

16. 关于肺动脉压(PAP)，说法正确的是 （   ）

    A. 正常值收缩压 15～30 mmHg，舒张压 5～15 mmHg

    B. 正常值平均压 11～16 mmHg

    C. 正常情况下，PAPd-PAWP 值应小于 5 mmHg

    D. 肺循环阻力增加，PAPd-PAWP 值大于 5 mmHg

    E. 肺循环后负荷(左房压)增加引起时，PAPd-PAWP 值升高

17. 关于右房压(RAP)，说法正确的是 （   ）

    A. 在没有三尖瓣狭窄和反流时，平均右房压可以反映右室舒张末期容积

    B. 正常范围为 6～12 mmHg

    C. 右房压与左室舒张末容积间的相关性较好

    D. 吸气相胸腔内压降低，右房压随之下降，从而增加胸腔外静脉回流压差

    E. 右房压还反映影响静脉回流的阻力

18. 关于正交极化光谱(OPS)，说法正确的是 （   ）

    A. 非侵入性、无创、可视，可以床旁直接观察微循环改变

    B. 通过分析舌下黏膜微循环，实现对微循环的实时定量监测

C. 高铁血红蛋白和碳氧血红蛋白血症不会影响 OPS 效果

D. OPS 可以实现对微循环的定量快速自动分析

E. 血液中有染料（如亚甲蓝）或造影剂（如泛影葡胺）时影响 OPS 观察效果

19. PiCCO 监测常用参数中通过热稀释法测定的参数有　　　　（　　）

　　A. 左心室收缩力指数（dP_{max}）　　B. 胸腔内血容积指数（ITBI）

　　C. 全心射血分数（GEF）　　D. 血管外肺水指数（EVLWI）

　　E. 动脉收缩压（SBP）

20. 属于器官氧代谢监测的指标有　　　　　　　　　　　　　（　　）

　　A. 中心静脉血氧饱和度（$ScvO_2$）　　B. 颈内静脉血氧分压

　　C. 血乳酸浓度　　D. 冠状窦静脉血氧分压

　　E. 混合静脉血氧饱和度（SvO_2）

21. 测定脑神经功能的医学技术包括　　　　　　　　　　　　（　　）

　　A. 脑血流　　B. 脑电图

　　C. 颅内压　　D. 头颅 CT

　　E. 诱发电位

22. 颅内压监测的部位有　　　　　　　　　　　　　　　　　（　　）

　　A. 脑室内　　B. 硬膜下

　　C. 硬膜外　　D. 蝶窦

　　E. 额窦

23. 影响颅内压的因素有　　　　　　　　　　　　　　　　　（　　）

　　A. $PaCO_2$　　B. PaO_2

　　C. 心率　　D. 中心静脉压

　　E. 体温

24. TCD 检查中通过颞窗可以观察到　　　　　　　　　　　　（　　）

　　A. 大脑前动脉　　B. 大脑中动脉

　　C. 大脑后动脉　　D. 前交通动脉

　　E. 眼动脉

25. 脑电双频指数监测的适应证是　　　　　　　　　　　　　（　　）

　　A. 癫痫　　B. 脑缺血

　　C. 脑出血　　D. 监测镇静程度

　　E. 监测麻醉深度

26. 决定腹腔内压力的因素有　　　　　　　　　　　　　　　（　　）

　　A. 腹腔器官的体积　　B. 占据空间的其他物质

　　C. 腹壁顺应性　　D. 胸廓顺应性

E. 肺顺应性

27. 经膀胱测压法的禁忌证有 （　　）
A. 膀胱损伤　　　　　　　　　B. 神经性膀胱
C. 膀胱造瘘术后　　　　　　　D. 膀胱痉挛
E. 严重凝血功能障碍

28. 胃肠黏膜 pH 监测适应证是 （　　）
A. 各种原因导致的休克复苏时　B. 全身与局部组织灌注状态评估
C. 胃部手术前　　　　　　　　D. 鼻咽部或食管毁损或梗阻
E. 严重而未控制的凝血功能障碍

29. 胃肠黏膜 pH 监测禁忌证是 （　　）
A. 鼻咽部或食管毁损或梗阻
B. 严重而未控制的凝血功能障碍
C. 严重的上颌部外伤和颅底骨折
D. 食管黏膜大疱性疾病
E. 呼吸心搏骤停者

30. 导致腹腔压力升高的急性因素是 （　　）
A. 空腔脏器的高度扩张　　　　B. 腹腔内出血
C. 妊娠　　　　　　　　　　　D. 缓慢生长的肿瘤
E. 腹腔内脏器（如肠管、胰腺）的水肿、渗出、腹水

31. 正常的肺部超声图像包括 （　　）
A. 蝙蝠征　　　　　　　　　　B. 胸膜滑动征
C. 牛眼征　　　　　　　　　　D. 水平伪影
E. 彗尾征

32. 胸腔积液的超声表现有 （　　）
A. 四边形征，上下两个边是脏层胸膜和壁层胸膜，左右两个边是肋骨的影子
B. 水母征：被压缩的肺组织在胸腔积液中飘动
C. 正弦波征：发现胸水的部位用 M 超检查，胸水随呼吸运动而动，产生此征象
D. 肺点
E. 大量 Bl 线

33. 超声评估容量反应性时，必须考虑以下因素 （　　）
A. 容量反应性的评估需要测量多个参数，综合分析
B. 左室或右室内径大小的变化对于容量反应性的预测可靠
C. 评估容量反应性时，必须考虑自主呼吸、正压通气及心律失常

D. 非心脏超声获得的心肺相互作用评估容量反应性的假阳性

E. 射血分数(EF)可用来评估容量反应性

34. 肺间质综合征主要超声征象是 （　　）

  A. 彗尾征   B. 水母征

  C. B线   D. 四边形征

  E. 肺点

35. 左室舒张功能评价指标 （　　）

  A. E峰   B. E峰减速时间

  C. E/A比值   D. 射血分数(EF)

  E. 肺动脉压力的测定

36. 反映左、右室收缩功能常用指标 （　　）

  A. 射血分数(EF)   B. 心脏/大血管流量的测定

  C. 室壁收缩期增厚率($\Delta T\%$)   D. E/A比值

  E. 三尖瓣环收缩期位移(TAPSE)

四、问答题

1. 简述气道压力的监测项目。
2. 简述膈肌功能常用评估方法。
3. 简述血氧饱和度监测的内容。
4. 简述呼吸力学监测包括哪几个方面。
5. 简述什么是肺压力-容积(P-V)曲线，其对ARDS患者机械通气参数设置的指导意义。
6. 简述有创动脉血压监测的适应证、禁忌证。
7. 简述中心静脉压监测的适应证和禁忌证。
8. 简述PiCCO的监测原理。
9. 简述脉搏指示持续心输出量(PiCCO)监测的适应证和禁忌证。
10. PiCCO的主要临床作用是什么？
11. 简述肺动脉漂浮导管(PAC)测定心输出量的基本原理。
12. 颅内压监测的适应证有哪些？
13. 脑电双频指数的临床意义是什么？
14. 脑电图监测的适应证有哪些？
15. 经颅多普勒TCD技术的适应证有哪些？
16. 胃肠黏膜pH监测适应证和禁忌证是什么？
17. 简述经膀胱测压法测量腹内压的步骤。
18. 简述腹腔内压(IAP)的分级。

19. 简述气胸的诊断流程及超声表现。
20. 简述肺部超声检查的特征性影像。
21. 经食管超声心动图 TEE 检查的禁忌证是什么？
22. 简述重症心脏超声的基本临床应用。
23. 简述重症肾脏超声的临床意义。

参 考 答 案

一、名词解释

1. 血氧饱和度：指血氧含量占血氧容量的百分比。正常值为 94%～100%。
2. 肺顺应性：指单位压力改变所引起相应肺容积的改变，反映肺组织的弹性。
3. 肺静态顺应性：指在呼吸周期中，气流暂时阻断时测得的肺顺应性，正常值为 0.2 L/cmH$_2$O。
4. 肺动态顺应性：指在呼吸周期中，气流未阻断时测得的肺顺应性。不仅反映肺组织的弹性，还受气道阻力的影响。
5. 内源性 PEEP：指呼气末由于气体陷闭在肺泡内而产生的正压。
6. 口腔闭合压(P0.1)：为平静吸气末，迅速关闭吸气管道，在第二次吸气后，计算 0.1 秒时所产生的口腔负压，主要反映呼吸中枢驱动压。P0.1 降低反映中枢反应性降低；升高反映中枢反应性增高，提示有呼吸肌疲劳趋势。
7. 跨膈压(Pdi)：为平静吸气末腹内压与胸腔内压的差值，反映膈肌收缩强度。
8. 中心静脉压(CVP)：是通过中心静脉置管测得的胸腔内上腔、下腔静脉近右心房处或右心房的压力。
9. PiCCO：脉搏指示持续心输出量(PiCCO)监测，是一种新型的微创心输出量监测技术，结合了经肺热稀释技术和脉搏轮廓描记技术的检测方法。除了可以持续测定心输出量和动脉血压外，PiCCO 还能定量测定血容量和肺水肿的程度。
10. 肺动脉漂浮导管监测：又称 Swan-Ganz 气囊漂浮导管监测，是有创性血流动力学监测的主要手段，依据经肺热稀释技术，能够对患者心脏的前后负荷、心肌的收缩和舒张功能做出客观评价，结合血气分析，还可进行全身氧代谢监测。
11. NICO：无创部分二氧化碳重复吸入法心输出量监测(NICO)，是利用部分 CO$_2$ 重复吸入技术，根据改良 Fick 方程计算心输出量的无创血流动力学监测方法。

12. 氧输送(DO_2)：指单位时间内由左心室向全身组织输送氧的总量，或者是单位时间内动脉系统向全身输送氧的总量。DO_2 的正常值为每分钟 500～600 ml/m²。

13. 氧消耗(VO_2)：指单位时间内组织细胞实际所消耗氧的量，代表全身氧利用的情况，但不能代表组织对氧的实际需要量。VO_2 的正常值为每分钟 160～220 ml/m²。

14. 氧摄取率(O_2ER)：指单位时间内组织的氧耗量占氧输送的比例，O_2ER 的正常值为 20%～30%。

15. 氧债(oxygen debt)：反映机体的缺氧程度。根据氧需与机体实际氧耗量的关系，可以判断机体是否缺氧。当氧耗量与氧需的差值小于零时，说明机体存在氧债，提示组织缺氧。

16. 颅内压(ICP)：是指颅内容物（脑组织、脑脊液、血液）对颅腔壁的压力。

17. 颅内压增高：指颅内压持续超过 15 mmHg。

18. 脑电图(EEG)：描记脑细胞群的自发性、节律性的生物电活动，主要反映皮质椎体细胞产生的突触后电位的总和。

19. 经颅多普勒(TCD)：TCD 是将低发射频率和脉冲技术相结合，使多普勒超声能穿透颅骨进入颅内，获得颅内大动脉血管的多普勒信号，反映脑血流情况。

20. 脑电双频指数(BIS)：BIS 是应用双频分析方法对原始 EEG 波形进行处理并量化的持续脑电图监测技术，能反映大脑皮质的功能状况，是评估意识状态、镇静程度的客观指标。

21. 腹腔内压力(IAP)：由腹腔内器官、占据空间的其他物质如腹水等、腹壁顺应性三部分构成。

22. 腹腔高压综合征(abdominal compartment syndrome, ACS)：因各种因素引起的腹腔内高压，进而引发多脏器功能衰竭。当腹腔内压力大于 20 mmHg，且患者出现少尿、气道压升高、低氧血症、心输出量减少、甚至休克等临床表现时可诊断腹腔高压综合征。

23. 胃黏膜 pH 值(pHi)：胃黏膜 pH 值反映胃肠道黏膜的灌注和代谢情况，是反映休克引起胃肠道低灌注的敏感指标。通过特殊的胃黏膜张力计监测胃黏膜 CO_2 分压($PgCO_2$)，同步测量动脉血 HCO_3^- 浓度，代入改良的 Henderson-Hasselbalch 公式，即可计算出 pHi。pHi 正常值为 7.35～7.45。pHi <7.35 说明胃肠道缺血缺氧。

24. 重症超声：以血流动力学为中心，涉及多个器官系统，以解决临床脏器功能支持的问题为导向的一种综合的超声技术。

25. A线:为与胸膜线平行的、重复的数条高回声线,胸膜线以下的第一条A线与胸膜线间的距离等于皮肤到胸膜线的距离,且回声强度随深度的增加而逐渐减低,也称为"水平伪影"。

26. "胸膜滑动征"(LS):胸膜线上的脏层胸膜随着呼吸运动相对壁层胸膜的滑动,M超上表现为"沙滩征"。

27. 经颅多普勒动脉搏动指数(PI):PI为颅内高压监测最常用的定性监测指标。PI=(收缩期脑血流速度Vs－舒张期脑血流速度Vd)/平均脑血流速度(Vm)。

28. 彗尾征(CTA):下侧胸壁靠近膈肌处出现动态B线,表现为胸膜线垂直发出的激光束样的高回声条直达屏幕边缘,随着肺滑动而运动,称为"彗尾征"。

二、单项选择题

1. D 2. C 3. A 4. E 5. E 6. B 7. E 8. B 9. B
10. B 11. D 12. C 13. A 14. B 15. E 16. E 17. B 18. B
19. E 20. B 21. D 22. C 23. A 24. E 25. E 26. E 27. B
28. E 29. E 30. B 31. B 32. B 33. C 34. C 35. D 36. B
37. A 38. D 39. B 40. E 41. A 42. D 43. D 44. A 45. B
46. B 47. D 48. B

三、多项选择题

1. ABC 2. BCDE 3. ABCD 4. ABC 5. BCDE
6. ABDE 7. ACD 8. ABE 9. AB 10. ABC
11. ABDE 12. ABCD 13. ABCE 14. ABCE 15. ACDE
16. ABCD 17. ABDE 18. ABE 19. BCD 20. BD
21. ABCE 22. ABC 23. ABDE 24. ABCD 25. DE
26. ABC 27. ABD 28. AB 29. ABCD 30. ABE
31. ABDE 32. ABC 33. ACD 34. AC 35. ABC
36. ABCE

四、问答题

1. 简述气道压力的监测项目。

气道压力的监测项目包括:① 峰值压力:呼吸机送气过程中的最高压力。一般不宜超过 35~40 cmH_2O。② 平台压力:为吸气末屏气(吸气和呼气阀均关闭,气流速为零)时的气道压力。③ 平均压力:为整个呼吸周期的平均气道压力,可间接反映平均肺泡压力。④ 呼气末压力:为呼气即将结束时的压力,等于大气压或呼气末正压。⑤ 内源性呼气末正压(PEEPi):是患者自身因素或机械通气应用不当引起的,在呼气末肺泡内产生一定程度的正压。

2. 简述膈肌功能常用评估方法。

膈肌功能常用评估方法有以下几种:① 呼吸形式改变,如矛盾呼吸运动提示膈肌功能障碍。② 呼吸力学指标:最大吸气压可反映呼吸肌的综合力量,P0.1主要反映呼吸中枢驱动压,跨膈压(Pdi)反映膈肌收缩强度。③ 膈肌电活动信号指标监测是直接评价膈肌功能的方法,膈肌肌电图(DEMG)是反映膈肌电生理活动和功能状态的指标,是诊断膈肌疲劳非常敏感的方法;膈肌电活动(Edi)能反映患者呼吸中枢驱动;神经机械耦连指数(NMC)和神经通气耦连指数(NVC)是基于经食管膈肌电位(Edi)技术测定膈肌功能的指标;颤搐性跨膈压[Pdi(t)ele]为评价膈肌力量和诊断膈肌疲劳可接受的方法。

3. 简述血氧饱和度监测的内容。

血氧饱和度主要反映氧合状态,包括动脉血氧饱和度(SaO_2)、混合静脉血氧饱和度(SvO_2)、中心静脉血氧饱和度($ScvO_2$)和经皮血氧饱和度(SpO_2)等。

(1) SaO_2常通过抽取桡动脉和股动脉血测定,SaO_2正常值为94%~100%。

(2) $ScvO_2$需留取中心静脉血,而SvO_2监测需留取肺动脉血。$ScvO_2$与SvO_2有一定相关性,反映的趋势相同。$ScvO_2$正常范围为60%~80%,比SvO_2值高5%~10%。临床上两者均反映氧输送和氧消耗的平衡,当氧输送不能满足组织氧需要时SvO_2下降,提示机体无氧代谢增加。

(3) 经皮血氧饱和度(SpO_2)监测是一种无创性的连续的动脉氧饱和度监测方法。正常值>94%。持续经皮血氧饱和度监测有助于及时发现危重患者出现的低氧血症,指导危重患者机械通气的模式和吸入氧浓度的调整。

4. 简述呼吸力学监测包括哪几个方面。

呼吸力学监测是研究气体在呼吸道流动的一系列物理学问题,包括气道压力、阻力和顺应性等。

(1) 机械通气时监测的气道压力包括:① 峰值压力(P_{peak});② 平台压力(P_{plat});③ 平均压力;④ 呼气末压力;⑤ 内源性呼气末正压(PEEPi)。

(2) 气道阻力:分为弹性阻力和非弹性阻力。非弹性阻力包括气道阻力、惯性阻力和组织的黏滞阻力,是在气体流动时产生的,又称动态阻力,占呼吸阻力的30%。

(3) 肺顺应性:弹性阻力与顺应性成反比。肺和胸廓都具有弹性,在呼吸运动时产生弹性阻力。平静呼吸时,肺和胸廓的弹性阻力占呼吸阻力的70%。肺顺应性分为静态顺应性和动态顺应性。

5. 简述什么是肺压力-容积(P-V)曲线,其对 ARDS 患者机械通气参数设置的指导意义。

肺压力-容积(P-V)曲线又称呼吸系统的顺应性曲线,是反映呼吸系统的总顺应性曲线,P-V 曲线的吸气支和呼气支形成一个环,吸气支呈 S 型。

监测 P-V 曲线,有助于机械通气的患者选择最佳 PEEP 和潮气量。在重症肺部疾病患者,尤其在急性呼吸窘迫综合征(ARDS)的患者,监测 P-V 曲线具有重要的临床意义。P-V 曲线出现高位转折点是肺泡过度膨胀的标志,因此高位转折点对应的容积可作为潮气量的高限,ARDS 患者由于其特殊的病理生理特点,更易出现高位转折点,高位转折点可用于肺保护通气理想潮气量的选择;低位转折点是肺压力-容积(P-V)曲线吸气支的低肺容积处出现的一个转折点,表示肺泡开始开放时对应的压力和容积,ARDS 患者使用采点法描记静态肺压力-容积(P-V)曲线低位转折点压力+2 cmH_2O 有助于最佳 PEEP 的选择。

6. 简述有创动脉血压监测的适应证、禁忌证。

适应证:

(1) 各种原因的休克;

(2) 应用血管活性药物者;

(3) 血压不易控制的高血压患者;

(4) 心肌梗死和心力衰竭抢救;

(5) 严重创伤和多器官功能衰竭的患者;

(6) 需要反复行动脉血气分析患者;

(7) 无法用无创法测量血压患者。

禁忌证:

(1) 穿刺局部感染;

(2) 有出血倾向或严重凝血功能障碍;

(3) 穿刺动脉是该部位唯一的血供来源或虽有侧支动脉但侧支循环建立不良(如 Allen 试验阳性)。

7. 简述中心静脉压监测的适应证和禁忌证。

适应证:

(1) 严重创伤,各种休克及急性循环功能衰竭的患者。

(2) 心血管、脑和腹部大手术及其他可能出现剧烈循环波动手术患者。

(3) 需大量、快速输血、补液患者。

(4) 需应用高渗透压、刺激性药物(如血管活性药物、化疗药物、静脉营养等)患者。

禁忌证(无绝对禁忌证,但在下列情况应慎用):

(1) 肝素过敏;

(2) 穿刺点局部感染;

(3) 严重凝血功能障碍;

(4) 心脏及大血管内有附壁血栓;

(5) 上腔静脉综合征。

8. 简述 PiCCO 的监测原理。

PiCCO 是一种微创的心输出量持续监测技术,通过放置中心静脉导管和 PiCCO 专用监测导管,并将两者均连接至 PiCCO 监护仪上进行测定,PiCCO 是结合了经肺热稀释技术和脉搏轮廓描记技术的一种监测手段。

9. 简述脉搏指示持续心输出量(PiCCO)监测的适应证和禁忌证。

适应证:适用于任何需要血流动力学监测,以及存在或可能存在血管外肺水增加危险因素的患者。临床上常用于各种原因的休克、ARDS、心力衰竭、严重感染、重症急性胰腺炎、严重烧伤以及围术期患者循环功能及血管外肺水监测等。

禁忌证:无绝对禁忌证,但在下列情况应慎用:① 肝素过敏;② 穿刺点局部感染;③ 严重凝血功能障碍;④ 其他中心静脉及动脉置管的禁忌证。

10. PiCCO 的主要临床作用是什么?

除了可以持续测定心输出量(CO)和动脉血压外,PiCCO 还能定量测定胸腔内血容量(ITBV)和血管外肺水量(EVLW),有助于临床医师及时调整容量负荷和肺水肿之间的平衡。PiCCO 监测无需 X 线帮助确定导管位置,通过 PiCCO 监测仪器或现有监护仪加装相应模块后,在床边即可准确快速地实施重症患者血流动力学监测。

11. 简述肺动脉漂浮导管(PAC)测定心输出量的基本原理。

肺动脉漂浮导管(PAC)测定心输出量的基本原理是经肺热稀释法,从肺动脉漂浮导管右房开口快速均匀的注入低于血温的液体,注入的液体混入血液使得血温发生变化,血液经右房、右室到达肺动脉,导管远端的热敏电阻感知注射后血液温度变化,心输出量计算仪描绘并处理温度变化曲线,并按 Steward-Hamilton 公式计算出心输出量。

12. 颅内压监测的适应证有哪些?

① 急性颅脑损伤;② 脑血管意外;③ 颅内肿瘤;④ 其他脑功能受损的疾病。

13. 脑电双频指数的临床意义是什么?

脑电双频指数是应用双频分析方法对原始 EEG 波形进行处理并量化的

持续脑电图监测技术,能反映大脑皮质的功能状况,是评估意识状态、镇静程度的客观指标。

14. 脑电图监测的适应证有哪些?

① 用于脑缺血、缺氧的监测;② 用于昏迷病人的监测。EEG 对判断昏迷的严重程度,特别对判断病人的病情及预后有重要意义;③ 用于脑功能判断与预测预后;④ 用于诊断、监测大脑癫痫放电及预后评估。动态 EEG 对无抽搐样发作性癫痫进行诊断具有较好的优越性,可及时发现病情变化及时处理。

15. 经颅多普勒 TCD 技术的适应证有哪些?

① 危重病人脑血流动力学监测;② 监测脑血管意外、脑外伤等危重病人;③ 诊断脑死亡;④ 评价外科手术的治疗效果。

16. 胃肠黏膜 pH 监测适应证和禁忌证是什么?

适应证:① 各种原因导致的休克复苏时;② 全身与局部组织灌注状态评估。

禁忌证:① 绝对禁忌证:鼻咽部或食管毁损或梗阻,严重而未控制的凝血功能障碍,严重的上颌部外伤和颅底骨折,食管黏膜大疱性疾病;② 相对禁忌证:近期做过胃、食管手术,胃、食管溃疡、肿瘤、静脉曲张,不稳定的心脏疾病,不耐受对迷走神经的刺激。

17. 简述经膀胱测压法测量腹内压的步骤。

(1) 置双腔或三腔 Foley 尿管,测压前保证排尿通畅,在排空膀胱后夹闭导尿管。

(2) 通过 18 号针头(双腔)或连接 Y 型管(三腔)连接测压管或传感器。

(3) 病人平卧,以腋中线为零点。向膀胱内滴入最多 25 ml 生理盐水。

(4) 腹肌松弛、呼气末读取测压管中水柱读数或通过传感器连接监护仪读取压力数值。

18. 简述腹腔内压(IAP)的分级。

Ⅰ级:IAP 12~15 mmHg;

Ⅱ级:IAP 16~20 mmHg;

Ⅲ级:IAP 21~25 mmHg;

Ⅳ级:IAP>25 mmHg。

19. 简述气胸的诊断流程及超声表现。

首先观察是否有胸膜滑动征,如果有则除外气胸,如果胸膜滑动征消失则怀疑气胸,但还不能诊断,因为还有其他原因(胸膜粘连、肺部感染)可导致患者胸膜滑动征消失;第二步需观察是否存在 A 线,A 线存在怀疑气胸;第三步检查是否存在肺点,发现肺点则诊断气胸。肺部超声出现以下征象则可以除外观察部位的气胸,这些征象包括胸膜滑动征、肺搏动征和肺实变征。

20. 简述肺部超声检查的特征性影像。

肺部的基本超声征象有:蝙蝠征、胸膜滑动征、A 线、B 线、肺搏动征、沙滩征、肺点等。另外通过超声检查还可以发现肺肝样变、胸腔积液、异常胸腔内容物等。

21. 经食管超声心动图 TEE 检查的禁忌证是什么?

TEE 检查的禁忌证主要有食管和咽部疾病。食管疾病包括食管憩室、炎症、静脉曲张、占位、狭窄、畸形、放疗、硬化、食道及胃手术术后和上消化道出血等。咽部疾病包括急性扁桃体炎、急性咽炎、脓肿等。

22. 简述重症心脏超声的基本临床应用。

(1) 左、右室收缩功能评估:① 射血分数(EF);② 心脏/大血管流量的测定;③ 室壁收缩期增厚率($\Delta T\%$)=(Ts 室壁收缩末期厚度—Td 室壁舒张末期厚度)/Td×100%,正常值>30%,尤其在评估局段性室壁运动异常的时候常用;④ 三尖瓣环收缩期位移(tricuspid annular plane systolic excursion, TAPSE),用于评价右室收缩功能。

(2) 左室舒张功能评测。

(3) 心室整体功能。

(4) 心脏前负荷和容量反应性的评估。

23. 简述重症肾脏超声的临床意义。

(1) 超声多普勒技术的肾脏阻力指数(RI)是评估肾脏灌注的重要工具:RI 可用于监测肾脏移植后功能不全、尿路梗阻等,RI 与疾病的进展明确相关,RI 超过 0.7 则肾脏血流阻力升高。

(2) 近年来在 ICU 中由于其无创、简单、可重复性强,成为监测 AKI 发生、发展的重要指标,尤其有益于调整休克的血流动力学治疗策略。

(3) 由于超声造影技术的进展,使床旁定量实时监测大血管与微血管血流成为可能,尤其对于休克时肾脏灌注的变化,包括对于治疗干预的变化均有监测价值。总之,重症肾脏超声能够床旁及时无创的监测肾脏结构和循环情况,为休克循环监测支持提供了新的重要思路。

第三章　器官支持治疗技术

一、名词解释

1. 高流量氧疗
2. 氧中毒
3. 自主呼吸试验
4. 平台压力
5. 呼吸机的撤离
6. 控制性肺膨胀
7. 心脏电复律
8. IABP
9. 体外心脏起搏
10. 血液净化
11. 血液滤过
12. 全身肝素抗凝法
13. 血液透析
14. 血液灌流
15. 弥散
16. 失衡综合征
17. 人工肝支持系统
18. 血浆灌流
19. 血浆置换
20. 亚低温治疗
21. 氧中毒

二、单项选择题

1. 氧疗指的是　　　　　　　　　　　　　　　　　　　　　　（　　）
    A. 通过增加吸入氧量纠正患者缺氧状态
    B. 通过增加吸入氧浓度纠正患者缺氧状态
    C. 通过减少吸入氧浓度纠正患者氧中毒状态
    D. 通过减少吸入氧量纠正患者氧中毒
    E. 吸入高浓度氧
2. 吸氧浓度最多不高于多少，一般不发生氧中毒　　　　　　（　　）
    A. 30%
    B. 40%
    C. 50%
    D. 60%
    E. 70%
3. 容量控制通气模式，下列参数中不恒定的是　　　　　　　（　　）
    A. 气道压力
    B. 潮气量
    C. 吸气时间
    D. 呼吸频率
    E. 流速
4. 压力控制通气模式，下列参数中不恒定的是　　　　　　　（　　）

A. 气道压力　　　　　　　　　B. 吸气时间
C. 潮气量　　　　　　　　　　D. 呼吸频率
E. 呼气末压力

5. 压力支持通气模式的吸气和呼气切换方式为　　　　　　　　　（　　）
A. 潮气量切换　　　　　　　　B. 流速切换
C. 时间切换　　　　　　　　　D. 压力切换
E. 容量切换

6. 容量控制通气模式的吸气和呼气切换方式为　　　　　　　　　（　　）
A. 潮气量切换　　　　　　　　B. 流速切换
C. 时间切换　　　　　　　　　D. 压力切换
E. 容积切换

7. ARDS 患者的潮气量设置为　　　　　　　　　　　　　　　　（　　）
A. 1～2 ml/kg　　　　　　　　B. 3～5 ml/kg
C. 4～6 ml/kg　　　　　　　　D. 6～8 ml/kg
E. 8～10 ml/kg

8. 无慢性呼吸功能障碍的患者，动脉氧饱和度的目标值为　　　　（　　）
A. >80%　　　　　　　　　　 B. >85%
C. >88%　　　　　　　　　　 D. >90%
E. >92%

9. 容量控制通气吸气流速的设置通常为　　　　　　　　　　　　（　　）
A. 0～20 L/min　　　　　　　 B. 20～40 L/min
C. 40～60 L/min　　　　　　　D. 60～80 L/min
E. 80～100 L/min

10. ARDS 患者的气道平台压力不应高于　　　　　　　　　　　　（　　）
A. 25 cmH_2O　　　　　　　 B. 28 cmH_2O
C. 30 cmH_2O　　　　　　　 D. 32 cmH_2O
E. 35 cmH_2O

11. 下列说法正确的是　　　　　　　　　　　　　　　　　　　　（　　）
A. 高流量氧疗指吸入高流量氧的装置
B. 低流量氧疗指吸入低流量氧的装置
C. 高流量氧疗需要吸入氧疗系统以外的气体
D. 低流量氧疗不需要吸入氧疗系统以外的气体
E. 低流量氧疗可以吸入高浓度氧（>60%）

12. 以下哪项不是氧疗的目的　　　　　　　　　　　　　　　　　（　　）
A. 纠正低氧血症　　　　　　　B. 缓解组织缺氧

C. 增加通气量　　　　　　　　D. 减少呼吸做功

E. 减少心肌做功

13. IABP 的适应证不包括　　　　　　　　　　　　　　　　　　（　　）

　　A. 心脏术后脱机困难

　　B. 重度主动脉瓣关闭不全

　　C. 心脏手术后低心排血量综合征

　　D. 缺血性心脏病急性心梗并发心源性休克

　　E. 室间隔穿孔、二尖瓣反流、顽固性严重心律失常

14. 下列哪项不是电复律的禁忌证　　　　　　　　　　　　　　（　　）

　　A. 室上性心律失常伴完全性房室传导阻滞

　　B. 低血钾和洋地黄中毒者

　　C. 伴 SSS 的异位快速心律失常

　　D. 阵发性室上性心动过速经药物治疗无效，且心功能和血流动力学障碍者

　　E. 复律后在奎尼丁或胺碘酮的维持下又复发房颤

15. 关于体外心脏起搏说法错误的是　　　　　　　　　　　　　（　　）

　　A. 治疗血流动力学不稳定的缓慢性心律失常

　　B. 可用于室速、室颤电转律后发生的心脏停搏

　　C. 可试用于心脏静止的患者

　　D. 情况允许时应先测定起搏阈值和感知灵敏度，一般从 50 mA 开始调节，最大起搏电流为 300 mA

　　E. 紧急情况下可选用 80～100 次/分频率和最大起搏输出进行起搏，患者有自主心律时采用按需起搏(VVI)，心脏停搏时采用非同步心脏起搏方式(VOO)

16. 下列哪种血液净化方式不被用于清除炎症介质　　　　　　　（　　）

　　A. 血浆置换　　　　　　　　　B. 血液透析

　　C. 血液滤过　　　　　　　　　D. 血液透析滤过

　　E. 血液吸附

17. 严重感染合并肝功能障碍患者行血液净化治疗，以下哪种置换液不恰当　　　　　　　　　　　　　　　　　　　　　　　　　　（　　）

　　A. 醋酸置换液　　　　　　　　B. 枸橼酸置换液

　　C. 碳酸氢盐置换液　　　　　　D. 乳酸置换液

　　E. 前列腺素抗凝法

18. 以下哪一项不是前稀释法的特点　　　　　　　　　　　　　（　　）

　　A. 肝素用量小　　　　　　　　B. 滤器使用寿命长

C. 置换液用量小

D. 滤过液中溶质浓度低于血浆浓度,超滤效率降低

E. 降低滤器内血液黏稠度

19. 以下哪种血液净化方式最适合于重症急性胰腺炎患者　　　(　　)

    A. 血液滤过　　　　　　　　　　B. 血液透析

    C. 血液灌流　　　　　　　　　　D. 腹膜透析

    E. 血浆置换

20. 血液净化治疗中采用全身肝素抗凝法,正确的 APTT 监测方法是(　　)

    A. 每 4 小时监测一次 APTT,要求 APTT 保持 2～4 倍正常值

    B. 每 6 小时监测一次 APTT,要求 APTT 保持 4 倍正常值

    C. 每 12 小时监测一次 APTT,要求 APTT 保持 2 倍正常值

    D. 每 12 小时监测一次 APTT,要求 APTT 保持 4 倍正常值

    E. 每 4 小时监测一次 APTT,要求 APTT 保持 2 倍正常值

21. 下列哪一项是后稀释法的缺点　　　　　　　　　　　　(　　)

    A. 节省置换液

    B. 超滤效率较好

    C. 滤过液中溶质浓度几乎与血浆相同

    D. 滤器使用寿命延长

    E. 滤器使用寿命缩短

22. 下列哪一项不属于急性肾损伤行血液透析的指征　　　　(　　)

    A. 无尿 2 天或少尿 3 天　　　　B. 每天体重增加 2 kg 以上

    C. 血肌酐＞8 mg/dl　　　　　　D. 血尿素氮＞30 mg/dl

    E. 血清钾＞6.0 mmol/L

23. 下列哪一项不属于血浆置换的不良反应　　　　　　　　(　　)

    A. 低血容量/低血压　　　　　　B. 高血容量/心功能不全

    C. 高血钙　　　　　　　　　　　D. 心律失常

    E. 发热反应

24. 按照吸附原理不同,下列哪一项不属于免疫吸附类型　　(　　)

    A. 疏水结合型　　　　　　　　　B. 补体结合型

    C. 静电结合型　　　　　　　　　D. 树脂吸附型

    E. 抗原-抗体结合型

25. 血液透析滤过治疗,出现低血压的原因不包括　　　　　(　　)

    A. 血浆胶体压下降,有效循环血量减少

    B. 醋酸盐对末梢血管有扩张作用

    C. 自主神经功能紊乱,对开放体外循环时血容量减少不适应

D. 超滤速度过快

E. 透析失衡综合征

26. 下列哪种方法不属于人工肝支持治疗手段 （   ）

    A. 血液透析　　　　　　　　B. 特异性胆红素吸附

    C. 体外膜肺氧合　　　　　　D. 白蛋白透析

    E. 连续性血液净化

27. 下列哪种人工肝支持方法不仅可以清除毒素,还可以补充患者体内缺乏的白蛋白、凝血因子等必需物质 （   ）

    A. 血浆置换　　　　　　　　B. 血液透析

    C. 血液滤过　　　　　　　　D. 血液灌流

    E. 胆红素吸附

28. 下列哪种人工肝支持治疗方法对血小板的破坏不大 （   ）

    A. 血浆置换　　　　　　　　B. 血液透析

    C. 血液灌流　　　　　　　　D. 血浆灌流

    E. 胆红素吸附

29. 下列哪种情况不适合人工肝支持治疗 （   ）

    A. 晚期肝衰竭肝移植围术期　B. 终末期肝病合并脑出血

    C. 慢性重症肝炎合并肝性脑病　D. 慢性重症肝炎合并肾衰竭

    E. 重型肝炎合并脑水肿

30. 血浆置换不能清除下列哪类毒性物质 （   ）

    A. 炎症因子如 IL-6,IL-1,TNF　B. 胆红素

    C. 低分子右旋糖酐、羟乙基淀粉　D. 芳香族氨基酸

    E. 硫醇

31. 心肺复苏后仍昏迷患者低温治疗的目标温度是 （   ）

    A. 28～32℃　　　　　　　　B. 32～34℃

    C. 33～35℃　　　　　　　　D. 28～35℃

    E. 17～27℃

32. 心肺复苏后患者低温治疗至少需持续多少时间可以获得较好疗效（   ）

    A. 10 小时　　　　　　　　　B. 24～48 小时

    C. 48～72 小时　　　　　　　D. 96 小时

    E. 12～24 小时

33. 目前低温治疗适应证不包括 （   ）

    A. 心肺复苏后　　　　　　　B. 重度创伤性颅脑损伤

    C. 大面积缺血性脑卒中　　　D. 难以控制的颅内高压

    E. 症状性癫痫

34. 高压氧治疗的含义是 （　　）

　　A. 在常压下呼吸纯氧

　　B. 在超过常压的环境下吸 30% 以下浓度的氧气

　　C. 在超过一个大气压的密闭的环境下呼吸纯氧或高浓度的氧气

　　D. 在超过一个绝对压的环境下吸氧与 CO_2 的混合气体

　　E. 在高压环境下吸空气

35. 高压氧的相对禁忌证错误的是 （　　）

　　A. 未经处理的张力性气胸

　　B. 有脑室直接外引流

　　C. 严重上呼吸道感染以及伴有咽鼓管堵塞的其他疾患

　　D. 慢性阻塞性肺疾患伴 CO_2 潴留者

　　E. 妊娠

36. 高压氧治疗的并发症不包括 （　　）

　　A. 氧中毒　　　　　　　　　B. 气压伤

　　C. 减压病　　　　　　　　　D. 气体栓塞

　　E. 高血压

四、多项选择题

1. 机械通气时，自主呼吸试验的方式有 （　　）

　　A. 低水平 PSV　　　　　　　B. CPAP

　　C. 低水平 PCV　　　　　　　D. T 管试验

　　E. 低水平 BIPAP

2. 机械通气患者出现人机对抗的常见原因有 （　　）

　　A. 呼吸机模式及参数设置不当

　　B. 患者呛咳　　　　　　　　C. 气道痉挛

　　D. 高水平的内源性 PEEP　　　E. 镇静过深

3. 压力控制通气时与潮气量相关的因素包括 （　　）

　　A. 呼吸频率　　　　　　　　B. 气道阻力

　　C. 设定的压力水平　　　　　D. 呼吸系统弹性阻力

　　E. 触发灵敏度

4. 压力支持通气时，下列哪些情况下潮气量会降低 （　　）

　　A. 触发灵敏度增加　　　　　B. 肺顺应性增加

　　C. 气道阻力增加　　　　　　D. 肺顺应性降低

　　E. 气道阻力降低

5. 容量控制通气时，影响气道峰值压力的因素包括 （　　）

A. 肺顺应性   B. 吸气时间

C. 气道阻力   D. 潮气量

E. 吸气流速

6. 肺复张的过程中，终止肺复张的临床情况包括 （ ）

  A. 动脉收缩压降低到 90 mmHg 或比复张前下降 30 mmHg

  B. 心率增加到 140 次/分，或比复张前增加 20 次/分

  C. 经皮动脉血氧饱和度降低到 90% 或比复张前降低 5% 以上

  D. 患者烦躁

  E. 出现新发心律失常

7. 正压通气相关的并发症包括 （ ）

  A. 人机对抗   B. 气胸

  C. 肺不张   D. 通气不足或过度通气

  E. 气管食管瘘

8. 下列关于支气管镜肺泡灌洗说法，正确的有 （ ）

  A. 术前镇静及用药：给予合适的镇痛镇静治疗

  B. 保证氧供：操作过程中需要保证氧供，维持 SPO_2 95% 以上

  C. 术中监测：需监测呼吸频率、血氧饱和度、心率及心律、血压

  D. 灌洗部位：应灌洗病变最严重的部位

  E. 灌注液体及液体量：一般采用无菌生理盐水，室温或加热至 37℃；总灌注量为 100~250 ml，一般不超过 500 ml

9. 下列关于心脏电复律说法，正确的有 （ ）

  A. 采用双向波进行除颤时，首次电击可选择 150~200 J 的电击能量，而第二次和后续除颤应选择相同或更高的能量

  B. 如果使用单向波除颤仪，则所有电击都应选择 360 J

  C. 室性心动过速：经药物治疗无效或伴有心源性休克、心衰、急性心梗等紧急情况下，宜及早进行同步电复律。常用双向波能量为 100~200 J

  D. 室上性心动过速：经药物治疗无效，且血流动力学障碍者，可考虑同步直流电复律，常用双向波能量为 100~200 J

  E. 心房扑动：药物治疗无效或伴有心室率快、血流动力学状态恶化的患者，宜非同步直流电复律，所需双向波能量为 50~100 J

10. 下列哪些疾病可以考虑血液净化治疗 （ ）

  A. 严重感染及感染性休克   B. 重症急性胰腺炎

  C. 多器官功能障碍综合征   D. 急性心肌梗死

  E. 急性呼吸窘迫综合征

11. 与血液滤过比较，血液透析滤过有何特点 （ ）

A. 能有效地清除小分子毒素及中分子毒素
B. 超滤量大幅度提升 C. 采用高通量膜的透析器
D. 利用血泵驱动血液循环 E. 适用于血流动力学不稳定者

12. 血液净化治疗理想的抗凝剂应具备以下哪些特点 ( )
A. 抗凝作用局限于滤器与管路内
B. 快速达到抗凝效果
C. 抗凝剂过量使用时,有相应拮抗剂进行干预
D. 用量小,副作用少
E. 抗凝效果易于床边监测

13. 血液净化治疗清除溶质的方式包括 ( )
A. 灌流 B. 吸附 C. 弥散 D. 对流 E. 置换

14. 关于CRRT的说法,下列选项中正确的有 ( )
A. 是采用24小时或更长时间的连续性血液净化以替代受损肾脏功能的一种疗法
B. CRRT实质是一组血液净化治疗方式的总称
C. CRRT模拟肾脏功能缓慢、连续不断地清除水分及中、小分子溶质,更符合生理状态
D. 维持机体水、电解质、酸碱平衡和血流动力学稳定,消除炎性介质,改善营养支持
E. CRRT仅限于AKI的治疗

15. 血液净化治疗理想的滤器应具备的条件有 ( )
A. 生物相容性好 B. 高通量
C. 可激活补体 D. 有好的吸附特性
E. 可前后稀释

16. 血液净化治疗时医生需要考虑下列哪些因素 ( )
A. 血液净化技术的多样性
B. 患者病情的复杂和多变性
C. 选择合适的血液净化治疗方式
D. 治疗的时机和剂量
E. 尽可能不做血液净化治疗

17. 下列哪些物质属于小分子物质,可以通过血液透析清除 ( )
A. 尿素 B. 肌酐
C. 胍类 D. 肿瘤坏死因子
E. 白蛋白

18. 可以利用血液灌流技术清除的药物包括 ( )

A. 硫喷妥钠 B. 地西泮
C. 胰岛素 D. 氯丙嗪
E. 地高辛

19. 以下关于腹膜透析的说法哪些是错误的 （　　）
A. 腹膜是一种半渗透性的生物膜,具有扩散、渗透、分泌和吸收的功能
B. 成人腹膜的总面积远大于体表面积
C. 腹膜参与溶质交换的毛细血管数只占总面积的15%
D. 腹膜透析是利用腹膜作为透析膜
E. 腹膜透析过程中溶质的转运主要通过弥散的方式

20. 血浆置换时采用血浆作为置换液,其治疗作用包括 （　　）
A. 保持血浆容量和胶体渗透压的平衡
B. 提高血浆白蛋白水平 C. 清除致病因子
D. 补充凝血因子 E. 发挥免疫调理作用

21. 腹膜透析溶质的转运主要方式包括 （　　）
A. 弥散 B. 对流 C. 吸附 D. 超滤 E. 灌流

22. 透析失衡综合征常出现哪些症状 （　　）
A. 恶心、呕吐 B. 头痛、疲乏、烦躁不安
C. 抽搐、震颤 D. 心搏骤停
E. 四肢关节疼痛

23. 人工肝支持系统的分型,下列正确的是 （　　）
A. 生理型人工肝脏 B. 生物型人工肝脏
C. 非生物型人工肝脏 D. 混合型人工肝脏
E. 非生理型人工肝脏

24. 下列哪些是人工肝支持系统治疗的适应证 （　　）
A. 慢性病毒性肝炎肝功能衰竭中期
B. 循环功能衰竭者
C. 晚期肝衰竭肝移植术前等待供者
D. 肝移植术后排异反应
E. 移植肝无功能期的患者

25. 下列哪种人工肝支持方法不能纠正重症患者同时存在的水电解质酸碱平衡紊乱 （　　）
A. 血浆置换 B. 血液透析
C. 血液滤过 D. 血液灌流
E. 胆红素吸附

26. 人工肝支持系统可以清除下列哪些毒素 （　　）

A. 氨

B. 假性神经递质如对羟苯乙醇胺

C. γ-氨基丁酸

D. 低分子右旋糖酐、羟乙基淀粉等

E. 胆红素

27. 下列哪些是血浆置换的适应证　　　　　　　　　　　　　　（　　）

　　A. 急性肾衰竭　　　　　　　　　B. 重症肌无力

　　C. 特发性血小板减少性紫癜　　　D. 狼疮性肾炎

　　E. 肝移植术后移植肝无功能

28. 人工肝支持治疗过程中患者出现低血压,可能的原因是　　　（　　）

　　A. 有效循环血容量不足　　　　　B. 发生过敏反应

　　C. 血液灌流综合征　　　　　　　D. 发生心律失常

　　E. 灌流器内凝血

29. 血液灌流可用于下列哪些情况　　　　　　　　　　　　　　（　　）

　　A. 肝昏迷　　　　　　　　　　　B. 巴比妥类镇静安眠药中毒

　　C. 百草枯中毒　　　　　　　　　D. 有机磷农药中毒

　　E. 血小板明显减少者

30. 亚低温治疗的主要并发症包括　　　　　　　　　　　　　　（　　）

　　A. 心律失常　　　　　　　　　　B. 凝血功能障碍

　　C. 免疫功能抑制　　　　　　　　D. 血糖异常

　　E. 血小板计数升高

31. 关于亚低温治疗说法正确的是　　　　　　　　　　　　　　（　　）

　　A. 低温维持时,如果患者体温达到≤34℃,使用控温毯维持体温在32～34℃,至少维持48～72小时

　　B. 低温维持时,如果患者体温低于32℃,使用40℃生理盐水250 ml静脉输入,使核心体温>32℃

　　C. 复温时,推荐缓慢复温,防止出现反弹性高温加重脑损害,当体温复温到36℃时应适当降温,防止复温过快

　　D. 复温前需要积极扩容,停止补钾,监测血糖。控制复温速率为0.1～0.2℃/h。复温至36℃后停用肌松剂

　　E. 复温后继续使用控温毯维持正常体温24小时,如患者发热,予以对症治疗

32. 高压氧治疗减压中气胸患者未及时发现和处理,会出现　　　（　　）

　　A. 胸腔内气体过度膨胀　　　　　B. 肺和心脏受压

　　C. 纵隔摆动患者　　　　　　　　D. 突然死亡

E. 肺栓塞
33. 高压氧治疗的适应证包括 （   ）
    A. 急性脑损伤后意识障碍 B. 颅底骨折伴脑脊液漏
    C. 空气栓塞 D. 急性一氧化碳中毒
    E. 气性坏疽

四、问答题

1. 简述机械通气的病理生理目的。
2. 简述机械通气的临床目标。
3. 简述肺复张的临床实施方法。
4. 简述自主呼吸试验（SBT）的临床实施方法。
5. 简述俯卧位通气的适应证和禁忌证。
6. 简述同步与非同步电复律的区别。
7. IABP 治疗的适应证是什么？
8. 简述 IABP 的并发症及防治。
9. 简述血液净化的基本原理。
10. 为什么连续性血液滤过治疗对血流动力学影响较小？
11. 简述连续性血液滤过的抗凝方法。
12. 连续性血液滤过采用前稀释法与后稀释法的不同之处是什么？
13. 简述血液净化相关的并发症有哪些？
14. 试述人工肝支持系统治疗的适应证。
15. 试述血液灌流的原理及特点。
16. 试述血浆灌流的原理及特点。
17. 简述低温治疗的基本原理。
18. 简述低温治疗的适应证与禁忌证。
19. 简述低温治疗的复温方法。
20. 简述高压氧的治疗适应证。
21. 试述高压氧的治疗过程和注意事项。

参 考 答 案

一、名词解释

1. 高流量氧疗：指该氧疗系统具有较高的气体流速及足够大的贮气囊，气体量能够完全满足患者吸气所需，患者不需额外吸入空气。

2. 氧中毒:高浓度氧(一般指 $FiO_2>50\%$)吸入后,产生较多的氧自由基,导致肺组织细胞损伤和呼吸功能障碍。

3. 自主呼吸试验:通过降低呼吸机支持水平或脱离呼吸机后,观察患者自主呼吸、氧合及其他各项生理指标的变化,以对患者的自主呼吸能力做出判断,并为撤机提供参考。

4. 平台压力:吸气末屏气时的气道压力,反映肺泡压力。

5. 呼吸机的撤离:指逐渐降低机械通气水平,逐步恢复患者自主呼吸,最终脱离呼吸机的过程。

6. 控制性肺膨胀:是一种肺复张方法,在机械通气时采用持续气道正压的方式,一般设置压力水平为 30～40 cmH_2O,持续 30～40 秒,以促进塌陷肺泡的复张。

7. 心脏电复律:是指异位性快速心律失常时,用外加的高能脉冲电流治疗,使心脏全部或大部分心肌细胞在瞬间同时除极,造成心脏短暂的电活动停止,然后由最高自律性的起搏点(通常为窦房结)重新主导心脏节律的治疗过程。

8. IABP:主动脉内球囊反搏,是一种机械循环辅助方法,是指通过动脉系统置入一根带气囊的导管到左锁骨下动脉开口远端和肾动脉开口上方的降主动脉内,在心脏舒张期,气囊充气,在心脏收缩前,气囊放气,达到辅助心脏功能的作用。

9. 体外心脏起搏:是一种无创的临时起搏方法,通过皮肤、皮下组织及肌肉将发放的脉冲电流传输到心脏,进行起搏。

10. 血液净化:是把患者血液引至体外,并通过净化装置除去其中某些致病物质,净化血液达到治疗疾病的一种技术。

11. 血液滤过:是模拟正常肾小球滤过作用原理,以对流为基础的血液净化技术。血液滤过回路中,血液通过高通透性膜制成的滤器,由跨膜压驱使水分经滤过膜进入滤液,溶质以等渗性对流转运和水一起透过滤器膜。

12. 全身肝素抗凝法:是目前国内血液净化治疗最为常用的抗凝方法,常用首剂量为 20 U/kg,维持量为每小时 5～15 U/kg,应每 4 小时监测部分凝血活酶时间(APTT),使 APTT 保持两倍正常值将获得充分抗凝效果,同时应注意监测肝素诱发出血、肝素诱导的血小板减少症等并发症。

13. 血液透析:是根据膜平衡原理,将患者血液通过半透膜与含有一定成分的透析液相接,两侧可透过半透膜的分子(如水、电解质和中分子物质)跨膜移动,达到动态平衡,从而使得血液中的代谢产物,如尿素、肌酐、胍类等小分子物质和过多的电解质,通过半透膜弥散到透析液中,透析液中的物质如碳酸氢根和醋酸盐等也可以弥散到血液中,达到清除体内有害物质,补充体内所需物质的治疗目的。

14. 血液灌流：是在将患者血液从体内引出并进行体外循环时，利用体外循环灌流器中吸附剂的吸附作用清除外源性和内源性毒物、药物以及代谢产物等，从而达到血液净化的目的。血液灌流在治疗药物或毒物中毒方面，占有非常重要的地位，是重症中毒患者首选的血液净化方法。

15. 弥散：即溶质从高浓度处向低浓度处运动。影响弥散运动的因素包括溶液浓度梯度、溶质分子量和半透膜的阻力。

16. 失衡综合征：指在透析过程中或透析结束后不久出现的以神经、精神系统为主要症状的症候群，常持续数小时至 24 小时后逐渐消失。轻度失衡时，患者仅有头痛、焦虑不安或恶心、呕吐，严重时可有意识障碍、癫痫样发作、昏迷甚至死亡。

17. 人工肝支持系统：是治疗急慢性肝衰竭有效的方法之一，其治疗机制是基于肝细胞的强大再生能力，通过一个体外的机械、理化和生物装置，清除各种有害物质，补充必需物质，改善内环境，暂时替代衰竭肝脏的部分功能，为肝细胞再生及肝功能恢复创造条件或等待机会进行肝移植。

18. 血浆灌流：血浆灌流是应用血浆膜式分离技术，将血浆从血液中直接分离出来，送入灌流器中，使血浆中的各种毒素吸附后再返回体内。

19. 血浆置换：指将患者的血液引出体外，经过膜式血浆分离方法将患者的血浆从全血中分离出来弃去，然后补充等量的新鲜冷冻血浆或人血白蛋白等置换液，这样便可以清除患者体内的各种代谢毒素和致病因子，从而达到治疗目的。

20. 亚低温治疗：轻、中度低温治疗（28～35℃）称为"亚低温治疗"。

21. 氧中毒：指高压或常压下，吸入高浓度的氧达一定时程后，氧对机体产生的功能性或器质性损害。

二、单项选择题

1. B　2. B　3. A　4. C　5. B　6. C　7. C　8. C　9. C
10. C　11. E　12. C　13. B　14. D　15. D　16. B　17. D　18. C
19. A　20. E　21. E　22. D　23. C　24. D　25. E　26. C　27. A
28. D　29. B　30. C　31. B　32. C　33. C　34. C　35. A　36. E

三、多项选择题

1. ABD　2. ABCD　3. BCD　4. CD　5. ACDE
6. ABCE　7. ABCD　8. ABCD　9. ABCD　10. ABCE
11. ABC　12. ACDE　13. BCD　14. ABCD　15. ABD

16. ABCD	17. ABC	18. ABDE	19. BCE	20. ACDE
21. AD	22. ABC	23. BCD	24. ACDE	25. DE
26. ABCE	27. BCDE	28. ABCD	29. ABCD	30. ABCD
31. ABCD	32. ABCD	33. ACDE		

四、问答题

1. 简述机械通气的病理生理目的。

(1) 支持肺泡通气。

(2) 改善或维持动脉氧合。

(3) 维持或增加肺容积。

(4) 减少呼吸功。

2. 简述机械通气的临床目标。

纠正低氧血症、纠正呼吸性酸中毒、缓解呼吸窘迫、防止或改善肺不张、防止或改善呼吸肌疲劳、保证镇静和肌松剂使用的安全性、减少全身和心肌氧耗、降低颅内压、促进胸壁的稳定。

3. 简述肺复张的临床实施方法。

目前常用的肺复张方式主要包括控制性肺膨胀(SI)、呼气末正压(PEEP)递增法(IP)及压力控制法(PCV)。

SI 的实施是在机械通气时采用持续气道正压的方式,一般设置正压水平 30~45 cmH_2O,持续 30~40 秒。

PEEP 递增法的实施是将呼吸机调整到压力模式,首先设定气道压上限,一般为 35~40 cmH_2O,然后将 PEEP 每 30 秒递增 5 cmH_2O,气道高压也随之上升 5 cmH_2O,直至 PEEP 为 35 cmH_2O,维持 30 秒。随后每 30 秒递减 PEEP 和气道高压各 5 cmH_2O,直到实施肺复张前水平。

压力控制法的实施是将呼吸机调整到压力模式,同时提高气道高压和 PEEP 水平,一般高压 40~45 cmH_2O,PEEP 15~20 cmH_2O,维持 90~120 秒,然后调整到常规通气模式。

4. 简述自主呼吸试验(SBT)的临床实施方法。

SBT 采用以下三种方式实施:① T 管:直接断开呼吸机,并通过 T 管吸氧;② 低水平持续气道内正压(CPAP):将呼吸机调整至 CPAP 模式,压力一般设为 5 cmH_2O;③ 低水平的压力支持通气(PSV):将呼吸机调整至 PSV 模式,支持压力一般设为 5~7cmH_2O。

5. 简述俯卧位通气的适应证和禁忌证。

(1) 适应证:中重度 ARDS 患者,机械通气 PEEP ≥ 5 cmH_2O、FiO_2 ≥0.6 时,PaO_2/FiO_2<150 mmHg,尤其适用于对肺复张和高 PEEP 疗效不

佳、$PaO_2/FiO_2 < 100$ mmHg 的重度 ARDS 患者。

(2) 禁忌证：严重的血流动力学不稳定；颅内压增高；颈椎脊柱损伤；未处理的不稳定性骨折；近期腹部手术；妊娠。

6. 简述同步与非同步电复律的区别。

同步电复律指除颤仪的同步触发装置利用患者心电示波中的 R 波来触发放电，使电流仅在心动周期的绝对不应期中发放，避免诱发心室颤动，可用于转复除心室颤动以外的各类异位性快速心律失常。非同步电复律指除颤仪的非同步触发装置可在任何时间放电，用于转复心室颤动。

7. IABP 治疗的适应证是什么？

(1) 高危心脏病患者手术中预防性应用。

(2) 心脏手术后心衰，低心排综合征。

(3) 缺血性心脏病急性心梗并发心源性休克、室间隔穿孔、二尖瓣反流。

(4) 顽固性心绞痛、顽固性严重心律失常。

(5) 冠状动脉造影、冠脉内支架置入术的辅助。

8. 简述 IABP 的并发症及防治。

(1) 下肢缺血：因血管痉挛、球囊导管过粗、血栓形成及主动脉夹层等原因引起。表现为缺血肢体疼痛，皮肤苍白、变凉、足背动脉搏动消失；应适当抗凝，选择合适的气囊导管，注意观察下肢动脉搏动、皮肤温度和颜色的变化等，及时处理异常情况。

(2) 感染：注意无菌操作，必要时使用抗生素。

(3) 出血：局部出血可给予缝合及沙袋压迫，全身性出血的应调节抗凝药的使用剂量。

(4) 主动脉夹层：放置 IABP 球囊导管时，表现为背痛、腹痛或血流动力学不稳定。

(5) 置管并发症：动脉撕裂穿孔手术修补。

(6) 球囊破裂：导管囊内见到血液即可肯定球囊破裂，应立即拔除球囊导管以防血栓形成。

(7) 血栓形成：抗凝不充分或导管长时间静置等原因。

9. 简述血液净化的基本原理。

血液净化是把患者血液引至体外，并通过净化装置除去其中某些致病物质，净化血液达到治疗疾病的一种技术。

血液净化治疗主要通过清除体内溶质及溶剂而发挥治疗作用，其主要清除方式包括弥散、对流、吸附。弥散是指溶质以半透膜两侧浓度差作为动力，进行重新分布并达到动态平衡的过程；对流是指由跨膜压力差作为动力，驱动溶质随溶液产生的同向运动；吸附是利用吸附剂的吸附作用而实现有害物质的清除。血液净化治疗的各种治疗方式，基本都是在这三种清除方式基础上而发挥治疗作用的。

10. 为什么连续性血液滤过治疗对血流动力学影响较小？

连续性血液滤过治疗对血流动力学影响较小，更适合血流动力学不稳定的危重患者，其原因为：① 血液滤过为连续性超滤，对水和溶质的清除速度较慢，对血容量影响较小；② 细胞外液晶体渗透压降低缓慢，细胞外液容量变化也较小；③ 血液滤过的体外血流速度较慢，对患者循环影响较小。

11. 简述连续性血液滤过的抗凝方法。

常用的抗凝方法包括：全身肝素抗凝法、局部肝素化法、低分子肝素法、无肝素抗凝法、前列腺素抗凝法、局部枸橼酸盐抗凝法等。理想的抗凝剂至少应具备以下特点：① 抗凝作用时间短，抗凝作用局限于滤器与管路内；② 抗凝效果可行床边监测；③ 抗凝剂用量小，副作用少；④ 抗凝剂过量使用时，有相应拮抗剂进行干预。

全身肝素抗凝法是目前国内血液进化治疗最为常用的抗凝方法，常用首剂量为 20 U/kg，维持量为每小时 5～15 U/kg，应每 4 小时监测部分凝血活酶时间（APTT），使 APTT 保持两倍正常值将获得充分抗凝效果，同时应注意监测肝素诱发出血、肝素诱导的血小板减少症等并发症。无肝素抗凝法适用于高危出血及凝血机制障碍的患者。如血液净化用枸橼酸盐制剂能够普及，局部枸橼酸盐抗凝法将可能发挥其重要优势。

12. 连续性血液滤过采用前稀释法与后稀释法的不同之处？

连续性血液净化治疗中，置换液的补充途径包括前稀释法和后稀释法。前稀释法是指在滤器前血路中输入置换液。优点是可以降低滤器内血液黏稠度，减少肝素使用量，滤器寿命相对延长。缺点是置换液使用量增加，滤过液中溶质浓度低于血浆浓度，超滤效率降低。后稀释法是指在滤器后输入置换液。优点是节省置换液、滤过液中溶质浓度几乎与血浆相同，超滤效率较好。缺点是滤器血液黏稠度高，容易发生滤器内凝血，滤器寿命缩短。置换液的补充途径应按照患者具体情况决定。

13. 简述血液净化相关的并发症有哪些？

（1）血管导管并发症：感染，血栓形成，气胸，管路脱落，血管撕裂等。

（2）治疗相关并发症：低体温，低血容量，水、电解质及酸碱平衡失调，贫血等。

（3）抗凝并发症：出血，血小板减少症等。

（4）机器及膜滤器相关并发症：过敏反应，气体栓塞等。

14. 试述人工肝支持系统治疗的适应证。

（1）各种原因引起的肝衰竭早、中期，凝血酶原活动度（PTA）介于 20%～

40% 和 PLT>50×10^9/L 的患者为宜;晚期肝衰竭患者也可进行治疗,但并发症多见,治疗风险大,临床医生应评估风险及利益后作出治疗决定;未达到肝衰竭诊断标准,但有肝衰竭倾向者,也可考虑早期干预。

(2) 晚期肝衰竭肝移植术前等待供者、肝移植术后排异反应及移植肝无功能期的患者。

15. 试述血液灌流的原理及特点。

血液灌流治疗原理是将血液直接送入血液灌流器与活性炭或树脂等吸附剂充分接触,利用吸附剂特殊的孔隙结构将血液中的毒性物质吸附并清除。其特点是:① 与常规的血液透析相比,活性炭或吸附树脂对中分子物质及与蛋白结合的物质清除率较高。② 治疗过程中易出现低血压及血小板减少。③ 对水、电解质、酸碱失衡者无纠正作用。④ 适用于各种肝衰竭并发肝性脑病、内毒素血症及急性中毒等,但血小板明显减少者不适合应用。

16. 试述血浆灌流的原理及特点。

血浆灌流治疗原理是应用血浆膜式分离技术,将血浆从血液中直接分离出来,送入灌流器中,使血浆中的各种毒素吸附后再返回体内。特点是:① 可有效清除血液中的中分子毒素。② 对血小板、红细胞等有形成分无任何破坏。③ 对水、电解质、酸碱失衡者无纠正作用。

17. 简述低温治疗的基本原理。

低温的神经、心肌等组织的保护作用的机理主要是减轻再灌注损伤,降低组织氧耗量,减少脑组织乳酸堆积,保护血脑屏障,减轻脑水肿和减轻弥漫性轴索损伤,以及降低细胞凋亡等。

18. 简述低温治疗的适应证与禁忌证。

低温治疗的适应证主要包括:① 重型和特重型颅脑伤患者(GCS 评分3~8分);② 广泛性脑挫裂伤脑水肿;③ 原发性和继发性脑干伤;④ 难以控制的颅内高压;⑤ 中枢性高热;⑥ 各种原因所致的心跳骤停。

尽管低温治疗没有绝对禁忌证,但是对于存在严重心律失常、颅内出血、凝血功能障碍等患者,应权衡利弊且慎重选择治疗的靶向温度。

19. 简述低温治疗的复温方法。

过早、过快复温有害,推荐缓慢复温,防止出现反弹性高温加重脑损害,当体温复温到36℃时应适当降温,防止复温过快。复温前需要积极扩容,停止补钾,监测血糖。控制复温速率为 0.1~0.2℃/h。复温至 36℃后停用肌松剂。复温后继续使用控温毯维持正常体温 48 小时,如患者发热,予以对症治疗。

20. 简述高压氧的治疗适应证。

适用于缺氧缺血性疾病,或由于缺氧缺血引起的一系列疾病,以及某些特殊感染性疾病和自身免疫性疾病。主要适应证有：① 急性一氧化碳中毒；② 气性坏疽；③ 空气栓塞；④ 减压病、高原病；⑤ 急性脑损伤后意识障碍；⑥ 挤压伤导致的骨筋膜室综合征，急性外伤性外周组织缺血；⑦ 难治性骨髓炎；⑧ 颅内脓肿等。

21. 试述高压氧的治疗过程和注意事项。

高压氧治疗分三个阶段：加压、稳压和减压。加压就是将压缩气体通过一定方式注入舱内，以提高舱内压力。当压力升高到设置的治疗压力后，维持不变的状态称为稳压。治疗结束后，由高气压减至环境压力的过程为减压。

特殊患者进入舱内的注意事项包括：① 留置胃管患者进舱后应该打开胃管；② 胸腔闭式引流管应全程打开；③ 伤口引流管可采用开放引流，有负压引流装置的，应始终保持装置于负压状态；④ 气囊的处理：使用带气囊的导尿管、气管插管等时，因高压状态下，气囊中的气体会变化，故此，应将气体抽出换成水，以保证气囊的充盈状态不变。

第四章 床旁快速检测技术

一、名词解释

1. 混合静脉血氧饱和度
2. 动脉血氧分压
3. 阴离子间隙
4. PCT
5. POCT
6. 血气分析

二、单项选择题

1. 临床上动脉血氧分压低于同年龄人正常范围下限称为低氧血症。_____ 为重度缺氧，_____ 时氧降阶梯消失，脑细胞不能从血液中摄氧，有氧代谢不能正常进行，生命难以维持 （　　）
   A. <60 mmHg　<40 mmHg　　B. <40 mmHg　<20 mmHg
   C. <50 mmHg　<30 mmHg　　D. <40 mmHg　<30 mmHg
   E. <50 mmHg　<20 mmHg

2. 关于未测定的阴离子，错误的是 （　　）
   A. 乳酸　　B. 酮体　　C. SO_4^{2-}　　D. 尿酸　　E. 白蛋白

3. 正常人肺泡—动脉氧分压差值，一般为 （　　）
   A. 10～15 mmHg　　　　　　B. 20～25 mmHg
   C. 15～20 mmHg　　　　　　D. 10～20 mmHg
   E. 15～25 mmHg

4. ICU 患者常常需要进行快速血糖测定，下列不正确的是 （　　）
   A. 严重创伤、感染、出血、大手术等应激状态的重症患者需要监测血糖
   B. 血糖与患者的预后密切相关
   C. 休克、PaO_2>100 mmHg 的患者可能会出现假性低血糖
   D. 血糖波动的患者需要每 10～20 分钟检测 1 次血糖
   E. 应用生长激素、生长抑素治疗时需要监测血糖

5. 床旁活化凝血时间检测用于 （　　）
   A. 血友病的诊断
   B. 维生素 K 缺乏以及使用香豆素类抗凝药时监测
   C. 家族性复合性凝血因子缺乏的诊断
   D. 使用肝素后凝血功能的监测

E. 肝肾疾病时凝血功能监测

6. 关于降钙素原(PCT),以下不正确的是 （　　）

   A. 降钙素原(PCT)是无激素活性的降钙素(CT)前肽物质,是由 126 个氨基酸组成

   B. 严重感染时 PCT 异常升高,而降钙素则无明显变化

   C. PCT 在感染 2 小时后即可检测到,12～24 小时达到高峰

   D. 细菌及真菌感染时,PCT 升高,病毒感染时则无变化

   E. 血红蛋白浓度<5 g/dl 时会影响检测结果

7. 患者,男性,30 岁,临床诊断为"感染性休克",其血气分析为:pH 7.32,PaO_2 80 mmHg,$PaCO_2$ 20 mmHg,HCO_3^- 10 mmol/L。根据其血气,判断他存在何种酸碱紊乱 （　　）

   A. 失代偿代酸　　　　　　　　　　B. 呼碱
   C. 代酸合并呼碱　　　　　　　　　D. 代偿性代酸
   E. 代酸合并代碱呼碱

8. 患者,男性,70 岁,有慢性肺心病病史多年,现合并腹泻,其血气分析为:pH 7.12,$PaCO_2$ 84.6 mmHg,HCO_3^- 26.6 mmol/L,Na^+ 137 mmol/L,Cl^- 85 mmol/L （　　）

   A. 慢性呼酸　　　　　　　　　　　B. 慢性呼酸并代酸代碱
   C. 慢性呼酸并代碱　　　　　　　　D. 慢性呼酸并代酸
   E. 失代偿性代酸

9. 患者,男性,76 岁,临床诊断为"肺心病、心衰",其血气为:pH 7.52,$PaCO_2$ 58.3 mmHg,HCO_3^- 46 mmol/L。请判断他存在哪种酸碱紊乱 （　　）

   A. 呼酸合并代碱　　　　　　　　　B. 失代偿性呼酸
   C. 呼酸合并代碱代酸　　　　　　　D. 呼酸合并代酸
   E. 失代偿性代碱

10. 关于血糖监测描述正确的是 （　　）

    A. 动脉血糖浓度比末梢血糖高　　　B. 静脉血糖浓度比动脉血糖高
    C. 全血血糖浓度比血浆内血糖高　　D. 动脉血糖浓度比末梢血糖低
    E. 末梢血糖浓度比静脉血糖低

11. 关于呼吸衰竭的分型,描述不正确的是 （　　）

    A. Ⅰ型为低氧血症　　　　　　　　B. Ⅱ型为高碳酸血症
    C. 换气障碍者较少为低氧血症
    D. 通气障碍者可为低氧血症合并 CO_2 潴留
    E. ARDS 是一种特殊的急性发病的呼吸衰竭类型

12. 患者,男性,70 岁,糖尿病伴冠心病,饮食控制,达美康 80 mg,2 次/日口

服,血糖控制尚满意。近日食欲减退,半夜呼之不应,次晨发现呼吸急促,神经系统无病理反射,需最优先检查的是 （　　）

A. 头颅 CT　　　　　　　　B. ECG
C. 快速血糖　　　　　　　　D. 血气分析
E. 脑电图

三、多项选择题

1. 以下关于动脉采血正确的是 （　　）
   A. 采血消毒范围直径为 3 cm
   B. 穿刺部位应当压迫至不出血为止
   C. 采血注射器应用普通肝素钠湿润
   D. 采血时协助患者取舒适平卧位
   E. 固定血管的手指不需要消毒

2. 患者,男性,27 岁,既往有格林-巴利综合征病史。2 天来气急、胸闷伴发绀就诊。血气分析（呼吸空气）示:pH 7.30,PaO_2 55 mmHg,$PaCO_2$ 70 mmHg,对此患者判断中下列哪些是正确的 （　　）
   A. 高碳酸血症　　　　　　B. 低氧血症
   C. 呼吸性酸中毒　　　　　D. 呼吸泵衰竭
   E. 呼吸性碱中毒

3. 反映外源性凝血途径的指标有 （　　）
   A. 凝血酶原时间(PT)
   B. 活化的部分凝血活酶时间(APTT)
   C. 凝血酶时间(TT)
   D. 国际标准化比值(INR)
   E. D-二聚体

4. 临床常用的凝血五项（凝血象）包括下列哪几项 （　　）
   A. 凝血酶时间(TT)　　　　B. 纤维蛋白原含量
   C. D-二聚体(D-dimer)　　　D. 活化凝血时间(ACT)
   E. 血栓弹力图(TEG)

5. 血气分析合理的采血部位是 （　　）
   A. 桡动脉　　　　　　　　B. 肱动脉
   C. 胸主动脉　　　　　　　D. 腹主动脉
   E. 股动脉

6. 血糖测定的适应证 （　　）
   A. 应用较大剂量的糖皮质激素时

B. 接受任何形式的营养支持治疗

C. CRRT 治疗中

D. 应用生长激素、生长抑素治疗时

E. 低氧血症

7. 血栓弹力图(thrombelastography, TEG)主要用于　　　　　　(　　)

　　A. 高凝状态的检测　　　　　　B. 低氧血症的检测

　　C. 低凝状态的检测　　　　　　D. 休克组织灌注不足的检测

　　E. 纤维蛋白溶解现象的检测

8. 降钙素原(PCT)主要用于　　　　　　　　　　　　　　　　(　　)

　　A. 真菌感染的早期诊断

　　B. 严重贫血,血红蛋白浓度<50 g/L 感染的早期诊断

　　C. 估计疾病的严重程度

　　D. 指导抗菌药物的应用

　　E. 昏迷严重程度评估

9. 血气分析可用于评估　　　　　　　　　　　　　　　　　　(　　)

　　A. 评估呼吸功能　　　　　　　B. 昏迷严重程度

　　C. 监测组织氧合状态　　　　　D. 判断酸碱紊乱

　　E. 肺部感染时全身炎症反应程度

10. 以下血气分析动脉血标本采集过程中错误的是　　　　　　(　　)

　　A. 合理的采血部位包括升主动脉

　　B. 严格的隔绝空气

　　C. 采用 EDTA 抗凝

　　D. 标本采集后立即送检

　　E. 若标本不能及时送检,应将其保存在 4℃的环境中,但不能超过 2 小时

四、问答题

1. 试述血气分析在临床应用中的适应证。
2. 试述 PCT 检测的临床意义。
3. 简述床旁凝血功能检测指标。
4. 试述临床上重症患者血糖测定的适应证。

参 考 答 案

一、名词解释

1. 混合静脉血氧饱和度:指全身各部静脉血混合后的静脉血,即经右心导管取自肺动脉、右心房或右心室腔内的血。可作为组织缺氧的较好指标,正常值为65%~75%。

2. 动脉血氧分压:是指动脉血液中物理溶解的氧分子所产生的压力。正常范围95~100 mmHg。是临床判断有无缺氧及其程度的指标。

3. 阴离子间隙:是指未测定的阴离子和未测定的阳离子之间的差值,用来判断代谢性酸中毒。阴离子间隙的正常值为(12 ± 4) mmol/L。AG>16 mmol/L可能有代酸,AG>30 mmol/L肯定有代酸。

4. PCT:又称降钙素原,是无激素活性的降钙素(CT)前肽物质,在全身严重细菌感染和脓毒症等情况下,PCT异常升高。一般在感染2小时后可检测到,12~24小时达到高峰,可以作为细菌、真菌感染的早期诊断。同时可以评估疾病的严重程度。

5. POCT:床旁快速检测技术(point-of-care testing,POCT)是指在床旁对患者血、尿或其他标本进行现场检验的技术。

6. 血气分析:血气分析是对血液中氧分压、二氧化碳分压及酸碱度等指标进行快速检测的一种方法,用于判断机体有无缺氧及缺氧程度、有无酸碱紊乱等。

二、单项选择题

1. B　2. D　3. C　4. D　5. D　6. A　7. C　8. D　9. A
10. A　11. C　12. C

三、多项选择题

1. ABCD　2. ABCD　3. AD　4. ABC　5. ABE
6. ABCD　7. ACE　8. ACD　9. ACD　10. AC

四、问答题

1. 试述血气分析在临床应用中的适应证。

(1) 评估呼吸功能:动脉血气分析是评估呼吸功能的客观指标,根据动脉血气分析结果可以将呼吸衰竭分为Ⅰ型呼吸衰竭和Ⅱ型呼吸衰竭。

(2) 监测组织氧合状态:通过动脉血氧分压、混合静脉血氧分压、动脉血氧饱和度、混合静脉血氧饱和度和动脉血乳酸等监测组织氧合状态。

（3）判断酸碱紊乱：依据动脉血气分析 pH、PCO_2、BE、HCO_3^- 等指标的变化及预计代偿公式判断酸碱紊乱情况。

2. 试述 PCT 检测的临床意义。

降钙素原（PCT）在临床可评估感染和炎症的严重程度及进展情况。动态监测 PCT 可协助诊断和监测药物疗效，可用于指导感染患者抗生素的停用。PCT 水平持续升高表示炎症处于上升期或病情恶化，有必要进一步做其他检查（包括病原学），必要时改变治疗方案；相反，若 PCT 水平下降，说明病情逐渐好转，炎症和感染得到有效控制。

3. 简述床旁凝血功能检测指标。

（1）凝血五项

① 凝血酶原时间（PT）、凝血酶原时间比值（PTR）和国际标准化比值（INR）是反映外源性凝血途径的指标；

② 活化的部分凝血活酶时间（APTT），为反映内源性凝血途径的试验；

③ 凝血酶时间（TT）；

④ 纤维蛋白原含量；

⑤ D-二聚体（D-dimer）。

（2）活化凝血时间（ACT）：正常参考值 70～120 秒，为内源性凝血途径状态的筛选试验，较试管法敏感，延长见于凝血因子减少及抗凝物质增加，缩短可见于高凝早期。

（3）血栓弹力图（TEG）。

4. 试述临床上重症病人血糖测定的适应证。

（1）严重创伤、感染、出血、大手术等应激状态的重症患者。

（2）合并有糖尿病。

（3）接受任何形式的营养支持治疗。

（4）应用较大剂量的糖皮质激素时。

（5）应用生长激素、生长抑素治疗时。

（6）CRRT 治疗过程中。